Ce Livre se distribue gratuitement.

Exposition d'un Moyen simple par lequel un grand nombre de Maladies, même graves, et qui ont résisté jusqu'ici à tout traitement, sont guéries ; ou :

EXPOSITION

D'UN

MOYEN NATUREL

(ET TRÈS FACILE)

DE VAINCRE

SANS LAVEMENTS ET SANS MÉDECINES

LA CONSTIPATION,

MÊME DANS LES CAS LES PLUS OBSTINÉS ET LES PLUS INVÉTÉRÉS ;

aussi la plupart des

AUTRES DÉRANGEMENTS CHRONIQUES DE L'ESTOMAC ET DES INTESTINS, TELS QUE LE RELACHEMENT, ETC.,

ET AINSI GUÉRIR

La Gastrite chronique, les Affections nerveuses, les Affections sanguines, les Gastralgies, les Entéralgies, la Faiblesse ou le Délabrement de l'estomac, l'Entérite chronique, la Diarrhée, le Dévoiement, la Dyssenterie, l'Indigestion, les Coliques diverses, les Rhumes opiniâtres, les Éruptions cutanées, le Mal de Tête fréquent et opiniâtre, les Palpitations du Cœur, l'Apoplexie, le Rhumatisme la Mélancolie, l'Hypocondrie, la Consomption ou Phthisie pulmonaire à la première période, en grande partie les Infirmités de la Vieillesse ;

et

BEAUCOUP D'AUTRES MALADIES ;

ACCOMPAGNÉE

D'un Appendice dans lequel il est démontré, pour presque toute maladie principale, que d'ordinaire elle tire son origine du dérangement des fonctions de l'Estomac et des Intestins.

SEPTIÈME ÉDITION,

AMÉLIORÉE ET CONSIDÉRABLEMENT AUGMENTÉE.

« La nature, avare de m yens, est prodigue de résultats. »

BICHAT.

PARIS,

CHEZ **WARTON,** RUE RICHELIEU, 68.

—

1842.

AVIS.

Nous ne donnons pas en TABLE DES MATIÈRES les sommaires des chapitres, parce qu'il est facile de les parcourir avant de commencer la lecture du livre.

Imprimerie de Wittersheim, rue Montmorency, 8.

EXPOSITION

DU

MOYEN NATUREL.

CHAPITRE Ier.

Faits reconnus dans la Médecine.

LA MÉDECINE NOUS ASSURE :

1° Que « l'état de *constipation* influe d'une manière bien fâcheuse sur la *digestion.* » BARBET, CROMMARIAS, GÉRARD, JULIA DE FONTENELLE, MORAND, TASSY, TOLLARD.

2° Que « la *moindre perturbation*, dans les fonctions digestives, amène le *trouble* et le *désordre* dans toutes les autres. » BESUCHET.

3° Que « après avoir corrigé le dérangement des fonctions des intestins (c'est-à-dire, la constipation ou l'état opposé de relâchement), la *faiblesse* et *toutes les maladies* se guérissent en général parfaitement, en peu de temps, et même dans les cas où, auparavant, elles avaient résisté à tous les moyens de guérison qui semblaient plus directs. » ABERNÉTHY, HAMILTON.

4° Que « les lavements méritent le reproche d'*entretenir* le mal auquel on veut *remédier* par leur emploi ;.... que « la constipation devient d'*autant* plus difficile à vaincre qu'on en use *davantage*. » BARRAS.

5° Que « les lavements ont pour effet *ultérieur* de produire une constipation si désastreuse, que *désormais* le malade s'en sert *inutilement* pour se procurer la *moindre* évacuation. » AUTEUR.

6° Que « les médecines, soit laxatives, soit purgatives, *dérangent* le système nerveux, et *diminuent* l'énergie vitale ;..... que « une constipation *plus obstinée* suit toujours l'opération de ces médecines ;.... que « toutes ces médecines perdent leurs propriétés par *l'habitude d'en prendre*. » HENRY.

C'est sur les faits précédents que tout ce qui se trouve dans cet opuscule est basé.

CHAPITRE II.

Les trois principes d'Abernéthy et d'Hamilton.

Vers le commencement du siècle présent, deux des plus grands hommes qui aient jamais orné les sciences médicales, ABERNÉTHY et HAMILTON, le premier, médecin anglais, le second, médecin écossais, sans se connaître l'un l'autre (*a*), ont enseigné et démontré :

1° Qu'en général, la *santé* et les *forces* proviennent de l'*action saine, régulière* et *naturelle* des fonctions des *intestins ;* et la *faiblesse* et les *maladies*, de *leur dérangement ;*

2° Qu'après avoir corrigé le dérangement des intestins, la faiblesse et *toutes* les maladies se guérissent en général parfaitement, en peu de temps, et même dans les cas où, auparavant, elles avaient résisté à *tous* les moyens de guérison qui semblaient *plus directs ;*

3° Qu'en ne corrigeant pas le dérangement des intestins, la *même* faiblesse et les *mêmes* maladies ne sont pas, en général, susceptibles d'être guéries *par aucun moyen*, ou qu'elles ne le sont qu'en apparence et que très imparfaitement.

(*a*) Abernéthy était praticien à Londres ; Hamilton à Edimbourg.

On entend par ces trois principes d'Abernéthy et de Hamilton, que lorsque quelqu'un est *malade, quelle que soit la maladie*, soit aiguë, soit chronique, les intestins sont, presque sans exception de cas, dérangés, et, par conséquent, irréguliers dans leur action; ou, ce qui revient au même, qu'ils ne procurent pas à la personne des *évacuations saines, libres, copieuses, journalières et naturelles* (*a*), et qu'en rétablissant les intestins dans un état tel qu'ils fonctionnent *sainement, librement*, (*b*), *copieusement, journellement* et *naturellement*, on réussira, en général, *par ce seul moyen*, à guérir parfaitement la maladie quelle qu'elle soit, et, qu'en général, on ne réussira pas à la guérir, ou que très imparfaitement, *par aucun autre moyen* (*c*).

(*a*) Par les évacuations *naturelles*, nous entendons celles qui ont lieu sans emploi de lavements ou de médecines.

(*b*) Le dérangement contraire des intestins, savoir le Relâchement, est traité plus loin, c'est-à-dire à un moment où, par les explications qui auront précédé, sa nature et ses conséquences seront mieux comprises.

(*c*) Comme beaucoup de personnes croient que leurs intestins sont dans un état libre, régulier, en un mot, *sain*, lorsqu'ils ne le sont pas, nous indiquerons plus loin les moyens de connaître leur état réel.

On entend encore par ces trois principes d'Abernéthy et de Hamilton que, lorsque les *personnes âgées sont accablées d'infirmités*, leurs intestins, d'ordinaire, sont trop lents dans leur action, ou plus ou moins dérangés; et qu'en réussissant à faire fonctionner ces viscères sainement, librement et naturellement, on réussira, en général, à rétablir la santé délabrée de ces personnes, et, par ce moyen, *à prolonger considérablement leurs jours.*

On entend, de plus, par ces trois principes d'Abernéthy et de Hamilton, qu'en général, pour *se préserver de toute maladie*, on n'a qu'à conserver les intestins dans un état tel qu'ils fonctionnent sainement, librement, copieusement, journellement et naturellement; et qu'en général, en négligeant de conserver les intestins dans un tel état, on ne réussira pas à échapper aux attaques des maladies souvent *les plus graves.*

Enfin, on entend par ces trois principes d'Abernéthy et de Hamilton, qu'en général, *pour donner à la vie toute l'étendue qui est dans les conditions de la nature humaine*, il suffit de conserver les intestins sans un état tel qu'ils fonctionnent sainement, librement, copieusement, journellement et naturellement; et qu'en général, en négligeant de conserver les intestins dans un tel état, on n'échappera, par aucun moyen, à la mort prématurée, qui par suite de cette négligence est le sort de presque tous les hommes (*a*).

(*a*) Quoique la correction du dérangement des intestins doive produire généralement des résultats tels que nous venons de les indiquer, nous reconnaissons qu'il y a des cas de maladie où la correction de ce dérangement ne réussirait pas à produire ces résultats; nous reconnaissons même qu'il y a des cas de maladie où ce dérangement n'existe pas. Mais ces faits n'affaiblissent nullement nos principes; car ils ne sont que des cas *exceptionnels*, et, par conséquent, ils ne doivent s'opposer en rien à nos conclusions. L'origine de ces cas *exceptionnels* remonte, pour la plupart, aussi haut que la *naissance* des personnes. Une personne tire de ses parents sa maladie; une autre, sa constitution maladive et faible; et une troisième, le vice de son sang.

Nous voudrions faire observer qu'Abernéthy et Hamilton ne sont pas les seuls qui se soient aperçus des vérités que nous avons énoncées dans ce chapitre. Vers le commencement du siècle présent, Cabanis, un des médecins les plus célèbres de France, attribuait, dans ses «Rapports du physique et du moral de l'homme,» *toutes les maladies aux dérangements de ces mêmes parties du corps.* Turner

Cooke, médecin anglais, partage les mêmes sentiments, et, dans ses « Observations » publiées assez récemment, il fait voir le succès que l'on doit attendre de l'application de ces principes à toutes, ou à presque toutes les maladies du corps humain. Il assure formellement que « *Il n'y a réellement aucun cas de maladie, lorsque ces mêmes parties du corps ne sont pas affectées.* » Beaucoup d'autres, comme nous le verrons plus loin, ont écrit dans le même sens.

C'est ici qu'il est à propos de se rendre compte de quelle manière les résultats vraiment remarquables qui font l'objet de ce chapitre s'opèrent, à mesure que les intestins sont rétablis dans toute l'énergie de leurs fonctions. La médecine nous enseigne que *les fonctions digestives, étant rétablies dans toute leur énergie, augmentent proportionnellement la somme des forces vitales.* Les forces vitales obtiennent ainsi l'*avantage* dans la lutte qu'il y a constamment entre elles et les forces générales ou physiques (*a*); car, dans de pareilles circonstances, « *celles-ci*, comme dit bien M. Lafisse, *ne ralentissent aucune des fonctions* (des forces vitales) *dont la réunion constitue la vie.* » Ainsi les maladies et les faiblesses diminuent aussitôt en intensité, et la santé et les forces prennent de l'accroissement, jusqu'à ce qu'elles dominent. Sous peu, si cet heureux état de choses continue, leur domination est suivie de l'extinction totale de toute maladie et de toute faiblesse.

(*a*) Les *forces générales ou physiques* sont celles par lesquelles les molécules anciennes, qui ne contiennent plus de *principes vitaux*, sont *déportées* continuellement du corps ; comme il se fait par les excrétions de la peau, des poumons et des reins, et surtout par les évacuations alvines. Les *forces vitales*, au contraire, sont celles par lesquelles de nouvelles molécules, *contenant des principes vitaux*, sont *apportées* continuellement au corps, comme il se fait par la nutrition et par l'inspiration pour remplacer les molécules anciennes éliminées du corps par les forces générales ou physiques.

Il suit donc que tout ce qu'il y a à faire pour obtenir les résultats promis dans ce chapitre, *c'est de rétablir les fonctions digestives dans toute leur énergie.* Et il est évident qu'on peut opérer cet effet, si on peut rétablir l'*estomac* dans toutes ses forces. Or, on peut rétablir l'estomac dans toutes ses forces, si on peut ramener les *intestins* à un état tel qu'ils fonctionnent sainement, librement, copieusement, journellement et naturellement. Nous verrons que, par les moyens que nous allons expliquer, on peut ramener les intestins à un tel état.

CHAPITRE III.

Objections invincibles contre l'emploi des Lavements, dans le cas de constipation.

On sait que dans les cas où, par suite d'une constipation habituelle ou d'un grand échauffement, les intestins ne remplissent plus leurs fonctions naturelles, le moyen généralement employé pour les y contraindre est *les lavements.*

On a toujours trouvé, contre les lavements, une grande objection ; c'est que leur emploi mène rapidement à la nécessité éternelle de les continuer, quand même on ne ferait usage que d'eau. Le désagrément de faire constamment usage de lavements serait plus supportable si la santé ne souffrait pas de leur emploi ; mais il n'en est pas ainsi. Quelque temps après avoir commencé l'emploi des lavements, les intestins perdent complètement leur faculté de s'évacuer, si on ne le continue pas ; car les lavements débilitent le rectum toujours de plus en plus, jusqu'à ce qu'il ne puisse plus opérer *naturellement* ses expulsions périodiques. Cet effet, tout grave qu'il est, n'est pas encore le plus grave : les lavements ont pour effet *ultérieur* de produire une constipation si *désastreuse*, que *désormais* le malade s'en sert *inutilement* pour se procurer la *moindre* évacuation.

La faculté perdue d'évacuer, même tout en faisant usage de lavements, revient par l'emploi du moyen que nous indiquerons plus loin.

Les observations précédentes s'appliquent seulement à l'emploi *habituel* des lavements; — leur emploi, d'après l'indication d'un médecin, dans quelques maladies, est utile.

A l'appui de ce que nous venons de dire sur les lavements, nous renvoyons le lecteur à l'excellent *Traité du docteur Barras sur les Gastralgies* (*a*), où on lit ce qui suit : « Il ne faut point répéter l'emploi des lavements trop souvent, comme on le fait aujourd'hui, parce que leur fréquence produit des accidents qui ne sont nullement compensés par l'avantage des évacuations qu'ils déterminent. En effet, ces évacuations ne soulagent que momentanément; tandis que les coliques flatulentes, les gonflements abdominaux, la tympanite même, occasionnés par l'abus des lavements, durent plusieurs jours. Ces inconvénients résultent surtout des lavements les plus usités, comme ceux à l'eau tiède, à la graine de lin, etc. ; et ce n'est pas le seul reproche que l'on puisse leur faire : ils méritent encore celui de n'être que des moyens palliatifs, et d'entretenir même le mal auquel on veut remédier par leur emploi; car il est de fait que, dans les névroses gastriques, les lavements émollients perpétuent la constipation; qu'elle devient d'autant plus difficile à vaincre qu'on en use davantage, et que plus on en prend, plus on est obligé d'en prendre. Ce que nous disons ici, je l'ai observé dans une multitude de faits, notamment sur moi-même. »

(*a*) 3e éd., vol 1, p. 550. Dans les maladies de l'estomac et des intestins, le docteur Barras a rendu à l'humanité les services les plus importants. (Voir la note (*a*) à la page 22.)

Si le foie ne sécrète pas une bile saine et assez abondante, la bile versée dans les intestins manque en quantité et en force. Dans ce cas, les intestins cessent presque entièrement de s'évacuer. Une bile saine et assez abondante n'étant plus sécrétée par le foie, les autres fonctions importantes des intestins deviennent aussi fortement dérangées. Or, par l'emploi habituel des lavements, la sécrétion biliaire par le foie s'altère et diminue notablement.

Pareillement, si l'estomac n'opère pas la sécrétion d'un *suc gastrique* sain et assez abondant, il ne peut pas se faire une digestion des aliments convenable pour garantir la santé et les forces. Et comme surcroît de mal, les restes des aliments qui ne sont que partiellement digérés, s'altèrent, se corrompent, et deviennent des matières étrangères, impures, délétères, dans les intestins, d'où elles sont en partie absorbées et portées dans la masse générale du sang, par les milliers de vaisseaux chylifères qui s'y trouvent. Le sang devient ainsi vicié, et la constitution maladive. La partie qui reste encore de ces matières impures, et qui doit passer par le reste des intestins, ne manque pas de causer une irritation tout le long de ce vaste canal, ce qui produit directement de funestes effets sur le système nerveux, et, par son intermédiaire, des effets analogues sur le système général.

Or, tous ces maux, si graves et si nombreux qu'ils paraissent, sont amenés par l'usage des lavements, car leur emploi altère le suc gastrique et en diminue considérablement la quantité. L'altération et la diminution de la bile, dont nous avons parlé plus haut, augmentent encore l'altération et la diminution du suc gastrique, et contribuent fortement aussi à la formation de ces matières impures et corrompues, dont nous avons déjà parlé, dans les intestins, et à tous les maux qui en tirent leur source.

A proprement parler, la sécrétion saine et abondante de la bile, et celle du suc gastrique, dépendent réciproquement l'une de l'autre; aussitôt donc que l'une commence à être altérée et diminuée, l'autre s'altère et diminue aussi; et les maux que chacune, quand elle est détériorée, produit séparément en tant de manières, sont augmentés par les qualités malfaisantes de l'autre. On ne doit donc pas s'étonner que, dans de telles circonstances, une digestion malsaine s'opère, qu'un chyle impur s'élabore, qu'un sang corrompu se forme, que des humeurs mauvaises se produisent par tout le corps, et qu'une constitution maladive s'engendre. C'est ainsi que le corps éprouve une diminution de ses forces; qu'il n'est plus, par conséquent, en état de devenir grand et fort dans l'adolescence; de remplacer, à la même période, ses proportions défectueuses par une symétrie gracieuse; de résister efficacement aux attaques des maladies subites; ou de se débarrasser des affections maladives qui ont pu déjà s'emparer de quelques-unes de ses parties.

De ce bref aperçu des conséquences fâcheuses qui proviennent de l'usage des lavements, on voit que leur emploi ouvre un chemin bien large aux maladies. Il mine, en effet, les meilleures et les plus robustes constitutions. Par la raison que, lorsqu'on emploie des lavements, les excrétions par le foie, les reins, la peau, les poumons, et par-dessus tout, par le canal intestinal, ne peuvent plus se faire d'une manière saine, et que le sang ne peut plus se débarrasser convenablement de ses impuretés, les suites de cet état doivent être la faiblesse du corps et la maigreur, les affections nerveuses dans les membres, une affection nerveuse générale, les débilités musculaires ou les affections paralytiques; enfin la vie, au lieu de s'étendre jusqu'au terme naturel, doit souvent se raccourcir d'un quart, ou peut-être même d'un demi-siècle.

CHAPITRE IV.

Objections invincibles contre l'emploi des médecines, soit purgatives, soit laxatives, dans le cas de constipation.

Sur l'emploi des médecines purgatives et laxatives dans les cas de constipation, nous nous contenterons de rapporter ici quelques observations que fait, dans ses *Dialogues*, M. Henry, médecin irlandais, célèbre à Dublin :

« Toutes les médecines, et surtout toutes les médecines purgatives et laxatives, perdent leur force par *l'habitude d'en prendre.*

» Un dérangement dans les fonctions des intestins, tel que la constipation, *ne peut pas* être guéri par des médecines purgatives ou laxatives.

» Le soulagement momentané, que l'on se procure au moyen des médecines purgatives ou laxatives, est acheté au prix de l'*aggravation* et de la *perpétuation* de la maladie.

» Les médecines purgatives et laxatives *dérangent* le système nerveux et *diminuent* l'énergie vitale.

» Toute médecine, qu'elle soit appelée purgative ou laxative, quand elle opère avec assez de force pour conduire à la garde-robe, et quand elle est employée habituellement dans ce but, est comprise dans les objections que je viens de faire contre les médecines apéritives. Le mal consiste dans l'emploi habituel d'une médecine comme moyen d'aller à la garde-robe, et non pas dans une médecine plutôt que dans une autre. C'est l'habitude de se purger en cas de constipation que je condamne, et non pas l'agent que l'on emploie pour le faire. »

CHAPITRE V.

Moyen Naturel.

Nous avons vu, dans le deuxième chapitre, qu'il est impossible de se procurer la santé, la force, etc., lorsque les intestins refusent de remplir leurs fonctions naturelles, jusqu'à ce que l'on ait réussi à les ramener complètement à leur état normal, c'est-à-dire à fonctionner sainement, librement, copieusement, journellement, et, par la suite, à fonctionner naturellement, c'est-à-dire *sans employer aucun moyen artificiel.*

Nous avons vu, dans le troisième et le quatrième chapitres, que les lavements et les médecines purgatives ou laxatives, c'est-à-dire, les moyens généralement employés, n'ont qu'une action passagère; que, pour qu'ils renouvellent cette action, il faut les employer de nouveau; que, par l'habitude d'en prendre, ils perdent leurs forces; que, par leur emploi, on ne réussit pas à remettre les intestins en état de fonctionner naturellement et spontanément; et qu'ils ont pour effets ultérieurs l'épuisement des forces physiques et morales, de nombreuses maladies et l'abréviation de la vie. Cependant, sentant, d'un autre côté, que, pour faire remplir aux intestins leurs fonctions naturelles, quand ils sont dérangés, nous avons besoin de *quelque moyen auxiliaire*, nous sommes conduit à la conclusion suivante : Si, lorsque les intestins refusent de remplir leurs fonctions naturelles, au lieu d'employer les lavements, ou des médecines purgatives ou laxatives, on réussissait à trouver un MOYEN NATUREL de faire fonctionner les intestins sainement, librement, copieusement, journellement et naturellement, non-seulement nous éviterions, par son emploi, tous les maux qui suivent celui des lavements et des médecines purgatives et laxatives, mais, encore, nous retirerions tous les avantages que nous avons décrits dans notre deuxième chapitre, et qui proviennent de l'action naturelle des intestins. Plus de ces enfants délicats et faibles, plus de ces personnes petites et maigres, plus de ces gens flétris si longtemps avant l'âge. Au contraire, les *enfants* deviendraient forts; les *adolescents*, grands et robustes; les *hommes* faits et les *femmes*, sains et vigoureux, et les *vieillards* rajeuniraient.

Mais les personnes qui sentiraient le plus de reconnaissance pour une telle découverte seraient celles qui, pendant une portion considérable de leur existence, s'étant trouvées forcées de faire usage de lavements, ou de médecines purgatives ou laxatives, ont éprouvé tous les désagréments, les souffrances, les maux qui en étaient les suites inévitables, et que nous n'avons fait que signaler;— elles seules sauraient estimer une telle découverte à sa juste valeur.

Un Moyen naturel, tel que nous l'avons décrit, vient *réellement d'être trouvé.* C'est un moyen qui, *sans lavements et sans médecines*, fait, dans les cas les plus opiniâtres, fonctionner les intestins sainement, librement, copieusement, journellement et naturellement; — un moyen qui rend, après quelque temps, même *son propre emploi superflu,* en laissant le canal intestinal dans la possession complète de la faculté de fonctionner *spontanément* et *parfaitement* sous tous les rapports.

Le MOYEN NATUREL qui constitue cette découverte est l'emploi habituel, pour une partie de sa nourriture, de l'ERVALENTA *de l'Afrique-Septentrionale,* ou *farine alimentaire nouvelle.* Ses propriétés principales sont celles qui suivent :

1° Cette substance, qui remplace *en partie* la farine de blé, et proportionnellement le pain, *n'a pas comme eux la propriété de constiper les intestins* (*a*).

(*a*) Le pain, comme il est indiqué dans le Traité qui est joint à la fourniture d'Ervalenta, constipe fortement toutes les personnes disposées à la constipation, et, à cause de cela, doit être modifié dans son effet par l'emploi de l'Ervalenta.

2° Les repas préparés avec cet aliment nouveau sont très agréables.

3° L'Ervalenta *préserve* les intestins de la constipation; par conséquent elle préserve celui qui en fait usage, *de la nécessité de faire emploi de lavements*, ou de médecines; devenant ainsi une sûre garantie contre *les graves et innombrables maladies* auxquelles la constipation conduit rapidement.

4° Elle est plus facile à digérer que tout autre aliment connu, pour les estomacs *faibles* et pour ceux qui sont *délabrés* par de mauvaises digestions, ou par des gastralgies.

5° Elle ramène promptement *à leur force primitive* les personnes devenues faibles, maigres et délicates, *qui avaient cherché vainement à recouvrer leur force par tout autre moyen.*

6° Sous le rapport de la dépense, comme l'Ervalenta s'emploie comme nourriture et comme médecine tout à la fois, elle est si peu chère, qu'il y a peu de personnes qui, en cas de maladie, ne puissent trouver les moyens de s'en servir.

L'Ervalenta s'emploie facilement; elle n'est pas moins convenable aux plus délicats qu'aux plus robustes; elle est adaptée à tout état de santé, et presque à tout état de maladie où quelque nourriture est permise; elle est, enfin, applicable aux deux sexes et à tous les âges, depuis l'enfant jusqu'au vieillard.

Dans les cas de *constipation*, même les plus obstinés et les plus anciens, sans pouvoir jamais aller à la garde-robe, sinon par les lavements, ou par les médecines purgatives ou laxatives, cet aliment fait fonctionner les intestins sainement, librement, copieusement, journellement et naturellement, sans qu'ils soient jamais purgés ou même jamais relâchés. *Cet effet étant naturel, est, en cela, directement opposé à celui des lavements, et des médecines purgatives et laxatives.*

Dans l'état contraire des intestins, c'est-à-dire, dans l'état de *relâchement*, cet aliment est aussi, dans la plupart des cas, un prompt moyen de guérison. La cause de cet effet, contradictoire en apparence, est que l'Ervalenta débarrasse promptement le canal intestinal de ce qui l'irrite, et apaise les nerfs des intestins agacés par les aliments ordinaires (*b*).

(*b*) Cet effet extraordinaire est encore mieux expliqué d'après la médication dite *révulsive*. Voir un article excellent et tout récent de M. Rognetta, dans le journal médical intitulé *l'Expérience*, et dont la substance se trouve reproduite dans *l'Encyclographie médicale*, 1re livraison, ce résumé mensuel de toutes les découvertes en rapport avec la médecine, par M. le docteur Lartigue. (Voir aussi l'article *Dévoiement* à la page 26 de cette *Exposition*.)

CHAPITRE VI.

Manière de se servir de l'Ervalenta.

PREMIÈRE MANIÈRE. *Potage d'Ervalenta au bouillon gras.* Pour une seule personne, on délaie de 60 à 70 grammes (2 onces) d'Ervalenta dans un demi-litre de bon bouillon gras ; quand il aura bouilli cinq minutes, le potage sera cuit. Ce potage est (nous pouvons l'affirmer) aussi agréable qu'aucun potage connu.

SECONDE MANIÈRE. *Potage d'Ervalenta au lait sucré.* On délaie l'Ervalenta avec du lait. Pour une seule personne, on en délaie de 60 à 70 grammes (2 onces) dans un demi-litre de lait ; on y ajoute de 20 à 40 grammes (de 3/4 d'once à une once et demie), suivant le goût, de miel ou de sucre. On met encore 40 grammes (1 once et demie) de beurre ; la cuisson sera achevée lorsque le potage aura bouilli cinq minutes. Ce potage est à la fois *délicat* et *excellent*.

TROISIÈME MANIÈRE. *Potage d'Ervalenta au lait salé.* C'est le même que le dernier, seulement, au lieu de miel ou de sucre, on ajoute du sel, à son goût, et l'on ne met que 30 grammes (1 once) de beurre. Ce potage est *très bon.*

NOTA. Dans le Livre d'instruction, 3e édition, qui accompagne le paquet d'Ervalenta, on indique quinze autres manières de s'en servir en potages, en pain et en gâteaux.

CHAPITRE VII.

Principe, enseigné par Abernéthy et Hamilton, en vertu duquel l'Ervalenta, en rétablissant les intestins dans leur état normal, guérit, par cela seul, presque toutes les autres maladies.

Notre système de guérison, comme il a été expliqué dans le deuxième chapitre, découle de ce principe, qu'en remettant les intestins, lorsqu'ils sont affectés, soit de constipation, soit de relâchement, en état de fonctionner sainement, librement, copieusement, journellement et NATURELLEMENT, on guérit, par cela seul, presque toutes les maladies dont on peut être atteint, et plus sûrement que par tout autre moyen.

Ce principe récent du traitement des maladies différentes et *opposées*,—principe à la fois si important et si extraordinaire par sa *simplicité*, — nous vient, comme nous l'avons déjà vu, d'Abernéthy et de Hamilton. Ils se sont occupés, Abernéthy surtout, d'enseigner et de démontrer qu'il est très rare que l'on ait une maladie, de quelque espèce et dans quelque partie du corps que ce soit, sans que les intestins soient, de suite, affectés plus ou moins gravement ; qu'aussitôt que les intestins deviennent malades, la maladie originelle devient plus grave ; que la maladie originelle étant devenue plus grave, les intestins empirent, et ainsi de suite, l'un agissant continuellement sur l'autre par une action réciproque. De plus, ils ont démontré que, sans guérir d'abord les intestins ainsi affectés, toute tentative pour guérir ces maladies serait inutile ; mais qu'en guérissant les intestins, on guérit d'ordinaire, par cela seul, et plus sûrement que par tout autre moyen, la plupart des maladies dont on peut être atteint. Enfin, ils ont démontré que, si les intestins sont les premiers atteints, les autres organes digestifs, – savoir, l'estomac et le foie,—deviennent de suite gravement affectés, que l'estomac ne digère plus sainement les aliments, que le foie ne sécrète plus convenablement la bile, ni sous le rapport de la quantité ni de la qualité ; et que si les intestins restaient dans cet état pendant quelque temps, toute la constitution serait fortement ébranlée et deviendrait prédisposée aux maladies, si même quelques autres organes principaux, tels que les poumons, le cerveau, etc., ne ressentaient pas fortement la secousse générale.

Après avoir vu, par l'explication précédente, où tant de maladies prennent leur source, comment d'autres durent si longtemps, d'où toutes tirent une augmentation d'intensité, d'où elles puisent, si souvent, la force de résister à tout traitement médical, il est facile de voir qu'en s'étant procuré les moyens de guérir l'action trop lente, ou le dérangement contraire des intestins, c'est-à-dire leur relâchement, on guérira sûrement, par cela seul, *toutes*, ou *presque toutes les autres maladies*.

« Le dérangement des fonctions des intestins, dit Abernéthy, peut produire, dans le système nerveux, une diminution des fonctions du cerveau, même jusqu'à occasionner l'apoplexie ou l'hémiplégie (*a*), ou un état d'excitation, qui cause le délire; il peut produire l'inactivité nerveuse partielle et l'insensibilité, ou l'état opposé d'irritation et de douleur; il peut produire dans le système musculaire la faiblesse, les tremblements et la paralysie, ou les affections contraires de spasme et de convulsion; il peut produire la fièvre, en dérangeant l'action du système sanguin, et causer des maladies locales diverses, au moyen de l'irritation nerveuse qu'il occasionne, et par la faiblesse qui est la suite d'une maladie nerveuse, ou de la chylification imparfaite. Les affections de toutes ces parties qui ont une continuité de surface avec les intestins, tels que l'estomac, la gorge, la bouche, les lèvres, la peau, les yeux, le nez, les oreilles, peuvent aussi être causées ou augmentées par le dérangement des fonctions des intestins.» OBSERVATIONS D'ABERNÉTHY, p. 70, 9e éd.

(*a*) Paralysie qui n'affecte qu'*une* moitié du corps.

Les explications précédentes mettent chacun à même de se convaincre que, par l'emploi de l'Ervalenta, il échappera à la plupart des maladies dont il peut être menacé, — des maladies auxquelles il est prédisposé. La lecture réfléchie du second paragraphe seul du chapitre actuel à la page 10 convaincra tout le monde que l'on peut prévenir l'atteinte de presque toutes les maladies par l'emploi régulier de ce *Moyen Naturel*.

Les fâcheux effets qui proviennent des ACCIDENTS dérivent, pour la plupart, de l'état des intestins au *moment* où l'accident a eu lieu. En général, les accidents, même graves, n'ont rien de très sérieux, si auparavant les intestins fonctionnaient sainement, librement, copieusement, journellement et naturellement (*a*). Mais, au contraire, si, *au moment* des accidents, les intestins étaient dans l'état opposé, ces accidents doivent être nécessairement suivis d'une guérison lente et difficile, et, souvent même de la mort.

(*a*) Cette observation est surtout vraie, si l'on a soin de conserver *parfaitement libres* les intestins pendant tout le temps employé pour la guérison.

L'emploi, fréquent ou habituel, de l'Ervalenta prévient aussi la fâcheuse nécessité où tant de personnes croient se trouver de se faire SAIGNER. Avec la perte du sang, on perd, assez fréquemment, la faculté de *voir:* on éprouve toujours une diminution marquée des forces, et, en beaucoup de cas, la faiblesse qui en résulte est permanente; on se rend, pour l'avenir, bien plus accessible aux maladies, et on rapproche de beaucoup le terme de la vie. L'usage habituel de l'Ervalenta rend la saignée entièrement superflue, excepté dans quelques graves maladies et d'autres cas rares qu'un médecin indiquerait; il épargne aussi tout autre moyen qui, comme celui-là, peut mettre en péril les facultés, la santé ou la vie.

Nous avons vu que, si nous exceptons les cas rares, et quelques autres occasionnés par des accidents, toutes les maladies ont leur origine ou la cause de leur durée dans le dérangement des intestins; mais cet état admet, presque toujours, une réforme complète, si l'on soumet ces organes à un traitement convenable. Or, l'Ervalenta fournit le seul moyen de les soumettre à ce traitement. Rétablir les intestins dans l'état normal, naturel, — c'est le propre de l'Ervalenta, —l'objet pour lequel elle répond *souverainement.*

Le passage d'Abernéthy, que nous allons rapporter, montre jusqu'à quel point ce grand homme était convaincu que les maladies des intestins influent sur les autres maladies, et qu'en guérissant ces organes, on parvient à guérir des maladies qui avaient repoussé jusque-là tout autre moyen de guérison. On lit à la page 22 de ses *Observations:* «En corrigeant les dérangements évidents dans l'état des intestins, des maladies, dans les autres parties du corps, qui avaient repoussé toute tentative de guérison dirigée directement contre elles, ont été promptement guéries, et le malade a reconnu qu'un changement si favorable et si complet avait eu lieu dans sa santé, qu'il en était, lui-même, véritablement étonné.»

Pour s'assurer que les trois principes d'Abernéthy et de Hamilton sont ceux de beaucoup d'autres médecins, il suffit de lire ce qu'ont écrit sur ces matières Cabanis (1), Turner Cooke (2), Hallé (3), Dessault (4), Richter (5), Schmucker (6), Fischer (7), Scarpa (8), Andouillé (9), Bertrande (10), Cheston (11), Gondret (12), Lafisse (13), de Blainville (14), etc., etc. Les écrits que Gallien et que les autres anciens nous ont laissés fournissent aussi une foule de passages dans lesquels les maladies, en général, sont attribuées aux affections des intestins; et, quoiqu'ils fassent voir que les anciens n'avaient pas de cette vérité une connaissance aussi parfaite que les modernes, ces endroits démontrent pourtant qu'ils s'en étaient déja fortement pénétrés.

(1) Dans ses « *Rapports du physique et du moral de l'homme.* »
(2) Dans ses « *Observations,* » *passim.*
(3) Voir ses Réflexions dans les Mémoires de la Société royale de Médecine de Paris, pour l'année 1806.
(4) Dans *l'Origine de l'Erysipèle.*
(5) Chirurg. Biblioth., liv. VIII, p. 538.
(6) Voir ce qu'il a écrit sur *d'autres maladies occasionnées par les maladies des intestins.*
(7) Dans ses *Observations sur l'état de la médecine en Angleterre.*
(8) Voir ce qu'il a écrit sur *les affections intestinales, causes d'autres maladies.*
(9) Mémoire de l'Académie de Chirurgie, t. III, p. 506.
(10) Mémoire de l'Academie de Chirurgie, t. III, p. 484.
(11) Ses Observations pathologiques.
(12) Mémoire concernant les effets de la pression atmosphérique sur le corps de l'homme, p. III, 1819.
(13) Préface à sa traduction des « *Observations* » de Hamilton.
(14) Principes d'Anatomie comparée.

CHAPITRE VIII.

Moyens pour s'assurer si ses propres intestins sont dans un état sain.

Nous avons vu que les maladies presque innombrables auxquelles l'homme est exposé proviennent généralement de quelque dérangement dans les intestins, soit comme cause principale, soit comme cause secondaire. Nous avons vu aussi que, pour éviter ces nombreuses maladies, il est absolument nécessaire de trouver les moyens de se débarrasser de tout dérangement dans ces organes, et cela aussitôt que ce dérangement commence d'avoir lieu. Nous allons voir que beaucoup plus de personnes qu'on ne le soupçonne ont les intestins dans un état plus ou moins grand de dérangement.

De ce nombre, en effet, sont tous ceux qui, le matin en se levant, ont la langue chargée, ou l'haleine forte. Eh! qu'il y a peu de personnes qui ne soient pas dans ce cas!

De ce nombre se trouvent aussi tous ceux qui éprouvent des affections du sang, des aigreurs sur l'estomac quelque temps après avoir mangé, peu ou point d'appétit, le moindre échauffement ou le moindre relâchement du corps, des douleurs de côté, une débilité générale, une digestion difficile, des étourdissements, des flatuosités offensantes, quelque difficulté d'uriner, les membres extrêmement sensibles au froid, des nausées, des affections nerveuses, de l'oppression, des rapports de vents après le repas, des rêves oppressifs, une impossibilité de dormir, un sommeil non réparateur, des tremblements.

De ce nombre se trouvent aussi tous ceux qui ont la fièvre, la courte haleine, un mal de tête fréquent, le pouls faible et fréquent, le rhumatisme, une toux, des tumeurs sur le corps, des éruptions cutanées, des vents sur l'estomac, la vue faible ou l'ouïe dure avant l'âge où ces infirmités se font ordinairement sentir.

De ce nombre se trouvent tous ceux chez qui l'anxiété et la langueur sont peintes sur le visage; chez qui un amaigrissement général se fait apercevoir; chez qui les crampes et les spasmes se font sentir; chez qui le sommeil est interrompu, que les moindres bruits troublent; chez qui la sérénité de l'esprit est dérangée par des bagatelles, ou habituellement interrompue; chez qui les selles sont d'une *couleur* et d'une fétidité qui ne sont pas naturelles, en quantité *trop petite* ou *trop grande*, ou formées de matières *visiblement différentes* l'une de l'autre; chez qui les selles n'ont pas lieu régulièrement une fois par jour, ou chez qui elles sont plus fréquentes qu'une fois par jour; ou chez qui elles n'ont lieu qu'au moyen de lavements ou de médecines; chez qui elles sont dures, liquides ou fétides (*a*), ou ne sont pas moulées suivant la forme cylindrique des intestins qu'elles ont parcourus; chez qui le vent par le bas est offensif, ou chez qui les urines sont *épaisses*, *troubles*, *pâles*, *trop* ou *trop peu abondantes*.

(*a*) « Les selles, dans l'état de parfaite santé et de bonne digestion, doivent avoir fort peu d'odeur. »
(Docteur BESUCHET, *sur la Gastrite*, 3e éd., p. 23.)

De ce nombre se trouvent encore tous ceux qui sont très souvent indisposés; ceux qui sont fréquemment dans l'état d'abattement; ceux qui le matin, en se levant, ne se trouvent pas rafraîchis; ceux qui sont sensibles à la moindre fatigue, ceux qui dorment beaucoup, ou qui ont une disposition à dormir qu'il leur est difficile de dompter.

De ce nombre se trouvent encore tous ceux dont les dents se carient facilement, qui souffrent souvent du mal de dents, ou qui éprouvent un suintement putride des dents.

Enfin, de ce nombre se trouvent les femmes qui souffrent de pertes, de suppressions et de rétentions.

Il y a plusieurs des maladies précédentes dont il n'est peut-être pas toujours facile de savoir si l'on en est atteint ou non. Dans ce cas, il sera toujours *très facile* de juger du véritable état des intestins en constatant attentivement *l'état de la langue et de l'haleine, le matin en se levant, et l'état des selles et des urines*. Si, le matin en se levant, on a la langue chargée ou l'haleine forte, ou si, à l'égard des matières excrémentitielles ou des urines, on constate les indications dont nous avons parlé ci-dessus, *elles sont plus sûres que toutes les autres*. Ces moyens, si simples pour s'assurer si les intestins sont n bon ou mauvais état, sont *aussi infaillibles* que l'est le thermomètre pour connaître le degré de température, qu'une *pendule elle-même pour savoir l'heure*. Si on y trouve des indications défavorables, l'état maladif des intestins se trouve ainsi sûrement *constaté;* et, si l'on n'y porte remède, on se trouvera frappé d'autres graves maladies.

On dira probablement : « *Mais je ne me sens pas malade ; comment se fait-il que je le sois à mon insu?* » Lorsque l'estomac est affecté, s'en aperçoit-on toujours? Lorsque les intestins sont habituellement constipés pendant plusieurs jours de suite, en éprouve-t-on toujours quelque malaise? Lorsque le foie ne sécrète pas assez de bile, ou que ses sécrétions sont viciées, se sent-on jamais malade? Si, pourtant, de tels dérangements n'étaient pas promptement corrigés, ils seraient suivis de maladies sévères.

Donc, après avoir constaté l'état de ses intestins au moyen des indications données à la page 13, si l'on trouvait que ces organes sont dérangés, que l'on y porte remède sans délai, autrement on sera frappé plus tard de quelque maladie grave, telle qu'une constipation dangereuse, la diarrhée, l'inflammation des intestins, l'hypocondrie, le squirrhe du foie, la fluxion de poitrine, l'asthme, les affections nerveuses, les palpitations, la rétention d'urine, la fièvre maligne ou autres fièvres dangereuses, le rhumatisme, le lombago, la goutte, l'hydropisie, les convulsions, l'épilepsie, la consomption pulmonaire, la paralysie, l'apoplexie, etc , etc.

C'est parce qu'on néglige de s'assurer, par les moyens indiqués à la page 13, de l'état de ses intestins, que tant de personnes des deux sexes se trouvent fréquemment malades à un âge peu avancé, et souvent même lorsqu'elles sont encore jeunes ; que tant de personnes *meurent* vingt ans, cinquante ans et plus, avant qu'elles n'eussent dû s'y attendre. Que chacun donc y fasse attention au moins *pour l'avenir !* Si l'on agissait ainsi, le moment où l'on aurait appris que l'on est malade, lorsqu'on croyait être en bonne santé, n'aurait pas été l'instant le moins important de la vie. Que chacun, encore une fois, donne tous les jours une sérieuse attention à l'état de ses intestins, et on verra bientôt que le nombre des malades *sera considérablement diminué;* que ceux qui sont d'un *âge peu avancé*, et encore moins ceux qui sont *jeunes*, ne seront pas si souvent emportés par la mort ; que les familles ne seront pas si fréquemment affligées par la douleur de perdre ceux qu'elles auraient pu espérer conserver encore bien des années ; et quoique les rangs de la mort, par la suite, doivent nécessairement se remplir dans la même proportion que par le passé, ce sera au moins par des *vieillards* qui auront passé la vie dans la plénitude de la santé, et qui seront morts *sans presque jamais avoir été malades*.

CHAPITRE IX.

Observations de plusieurs Médecins célèbres, sur les conséquences fâcheuses de la constipation.

Hamilton a saisi de nombreuses occasions, dans le cours de ses « *Observations,* » de nous prévenir des conséquences fâcheuses de la constipation ; — voilà la transcription de quelques-unes ; à la page 20, il s'exprime ainsi : « Le retour de l'évacuation périodique ordinaire peut devenir irrégulier par différentes causes qui, jointes à la faculté que possèdent les gros intestins de se laisser distendre sans qu'il survienne aucun malaise, donnent fréquemment lieu à l'accumulation progressive des fèces (*matières excrémentitielles*), d'où résultent l'interruption de l'action de l'estomac et de celle des intestins, et, par la suite, des affections *très dangereuses.* »

Il dit à la page 21 : « Quand les matières fécales sont évacuées *moins souvent* que l'âge de la personne ne l'exige, quand elles sont *dures*, qu'elles n'ont plus leur *couleur*, ni leur *odeur naturelle*, cela indique un dérangement de l'estomac et des intestins, et il est *à craindre* qu'il ne se déclare une maladie, *si même cela n'est pas encore arrivé;* car on ne doit pas croire que des organes d'une aussi haute importance dans l'économie animale que l'estomac et les intestins puissent être longtemps dans un état d'inaction et la santé rester intacte. »

Il dit à la page 22 : « Si nous considérons encore que les exhalations qui se font dans la cavité des intestins sont excrémentitielles, et que leurs produits, étant retenus au-delà du temps convenable, subiront des changements, et prendront une âcreté nuisible; si, de plus, nous examinons les rapports de sympathie que beaucoup d'organes de notre économie compliquée ont avec l'estomac et les intestins, nous reconnaîtrons nécessairement la grande influence que ceux-ci doivent avoir sur *le bien-être, la santé* et la VIE de l'individu. »

Il observe à la page 24 : » On ne dit certainement rien de neuf en avançant que *l'embarras du canal intestinal nuit le plus souvent à la santé*. Mais quand je dis que cet état accompagne et aggrave les autres symptômes de fièvres, et qu'il est *la cause prochaine de certains désordres qui surviennent chez les enfants et les jeunes gens*, je sais que j'avance des opinions en grande partie nouvelles; j'espère cependant qu'elles paraîtront également raisonnables au médecin qui aura lu ce qui suit, car j'ai reconnu que la régularité des évacuations alvines a une grande part dans la médecine prophylactique, et nous indique la nécessité de conseiller à *ceux qui veulent conserver leur santé*, ou *la rétablir quand elle est altérée,* de faire beaucoup d'attention à cette circonstance. »

De plus, il dit à la page 29 : « On a encore pensé qu'*une évacuation tous les jours n'était pas nécessaire*, parce que, dans beaucoup de cas, on prend peu de nourriture, et que, par conséquent, on ne doit pas compter sur des évacuations alvines régulières, qui sont d'ailleurs inutiles. Les résidus des aliments ne pouvant servir à la nutrition font certainement partie des matières fécales. Cependant les sécrétions abondantes de divers organes, et l'exhalation des fluides excrémentitiels que les intestins reçoivent dans leur intérieur, constituent essentiellement la masse des fèces qui s'y déposent (*a*). Ainsi, tant que les fluides excrémentitiels sont fournis, que la circulation se soutient et que les sécrétions ont lieu, il est aussi aisé de comprendre comment ces matières se forment sans le secours d'une nourriture solide, que *de reconnaître l'importance de leur évacuation journalière.* »

(*a*) C'est une erreur, à la fois très commune et très grave, de croire que les matières excrémentitielles proviennent seulement des aliments. Elles proviennent, au contraire, pour la plupart, des fluides devenus nuisibles au corps, sécrétés par le foie, la rate, le pancréas et les nombreuses glandes des intestins. Ces fluides, d'après le vœu de la nature, doivent être portés au dehors, pour que la santé ne soit pas gravement compromise. Le canal intestinal, qui est l'organe de cette opération (opération par laquelle ce qui est indispensable pour soutenir le corps y est retenu, et ce qui est destructif de son économie en est séparé et expulsé), coopère, dans ce travail de séparation et d'élimination, avec les autres organes excrétoires, c'est-à-dire, la peau, les poumons et les reins.

Il dit encore à la page 36 : « La nécessité d'expulser cette masse nuisible est donc évidente ; et si mon opinion est fondée, les lavements *ne stimulant que le rectum* (l'extrémité de ce canal) *sont loin* de suffire pour opérer l'évacuation complète qu'exige le but à remplir. »

Enfin, il dit à la page 76 : « C'est la constipation qui produit l'odeur stercorale de l'haleine et le désordre de l'estomac, qui déprave l'appétit et trouble la digestion. La nutrition ne peut alors s'accomplir d'une manière suffisante ; il en résulte de la pâleur, le relâchement et la flaccidité des tissus, le *dépérissement*, la langueur, la faiblesse, *la suspension de toutes les excrétions*, des épanchements séreux, l'hydropisie et *la mort.* »

M. de Blainville, dans ses *Principes d'Anatomie comparée*, fait voir, jusqu'à démonstration, la raison de pareils effets, et cela en très peu de mots : « *La vie et la santé*, dit M. de Blainville, ne peuvent se maintenir sans qu'il y ait continuellement *apport* de nouvelles molécules, et *départ* des molécules anciennes. Sans cesse en action, *les forces vitales et les forces générales* (*a*) se contre-balancent constamment, et *le degré de vie* est proportionné au degré de supériorité des premières sur les secondes. »

(*a*) C'est-à-dire, sécrétives, évacuatives, etc., ou, si l'on veut, physiques, comme le docteur Lafisse les appelle plus bas.

Le docteur Lafisse, en commentant les paroles de M. de Blainville, dit : « Si nous ne pouvons exister sans que les parties nutritives des aliments soient fréquemment assimilées à notre propre substance, *l'entretien de la santé* n'exige pas moins impérieusement que nos organes portent au dehors tout ce qui leur est étranger. » Après, sur le contre-balancement constant des forces vitales et des forces physiques, dont parle M. de Blainville, il s'exprime ainsi : « Pour que l'avantage soit du côté des forces vitales dans cette espèce de lutte entre elles et les forces générales ou physiques, il faut que *celles-ci ne ralentissent aucune des fonctions* (des forces vitales) *dont la réunion constitue la vie.* Ainsi, lorsque les fèces séjournent dans les intestins au-delà du temps convenable, elles agissent d'une manière fâcheuse par leur *poids* et par la *pression* qu'elles exercent sur les parois intestinales. Nous voyons *ici* des organes dont l'action est *bornée* par *deux* lois physiques. »

Le docteur Lafisse continue : « Si l'on réfléchit ensuite sur les qualités nuisibles que les matières excrémentitielles doivent acquérir par l'effet même du *retard* qu'éprouve leur évacuation (*a*), l'on sentira la nécessité de prévenir ce retard, ou d'en combattre les effets quand il a eu lieu.

(*a*) Telles que leur âcreté, leur nature corrompue, délétère, etc , indiquées par l'odeur insupportable qu'elles acquièrent quand elles ne sont pas expulsées du corps à des intervalles de vingt-quatre heures.

Dans sa préface aux « *Observations* » de Hamilton, le docteur Lafisse dit encore : « On conçoit combien il est essentiel que les intestins ne soient jamais troublés dans l'exercice de leurs fonctions par le *séjour* de résidus alimentaires qui, ne pouvant servir à la nutrition, doivent être considérés comme de *véritables corps étrangers.* L'état de gêne que l'accumulation de ces matières produit dans les organes digestifs (c'est-à-dire l'*estomac* et les *intestins*), et qui s'étend des uns aux autres, suspend ou diminue l'action de ces organes. L'estomac et les intestins tombent ainsi dans un état d'inertie. Mais ce n'est pas seulement l'abdomen (le *bas-ventre*) qui présente alors des lésions de fonctions. Le retard qu'éprouvent la *circulation* et les *sécrétions dans cette partie du corps* rend ces mêmes fonctions *trop* actives dans la *poitrine* et dans la *tête*. Les organes digestifs réagissent encore d'une manière sympathique sur les *poumons* et sur le *cerveau*; c'est ainsi qu'on peut expliquer l'*oppression* et la *céphalalgie* (mal de tête) *gravative* qui accompagnent si souvent une constipation opiniâtre. »

Dans un autre endroit de la même préface, le même judicieux observateur dit : « Les recherches particulières que M. le docteur Broussais a faites sur les *inflammations du tube digestif* ont eu des résultats utiles, sans doute, en inspirant aux médecins le dessein d'étudier un genre d'affections qui doit tenir une place importante dans nos cadres nosologiques; mais des disciples ardents ont trop étendu les conséquences des travaux de leur professeur. Ils ont bien souvent attribué à la *phlegmasie*, ou à ce qu'ils appellent *irritation*, des affections purement dépendantes de la *diminution* des facultés digestives, et de l'*accumulation*, soit des fèces, soit des fluides abondants, qui lubréfient la surface intestinale. Tel est le système d'après lequel on a prodigué des sangsues, et l'on a négligé l'usage des purgatifs, considérés comme *évacuants*. Or, ces deux circonstances, *l'inertie du canal intestinal et l'accumulation des fèces*, étant beaucoup (*infiniment*) plus communes que l'état inflammatoire des organes digestifs, on a vainement combattu l'embarras intestinal par des émissions sanguines, et l'on n'a pas même tenté le moyen de guérison le plus (*le seul*) efficace.»

Le docteur Besuchet, dans son opuscule, dit : « Il n'y a donc point de paradoxe à dire que la moindre perturbation dans les fonctions digestives amène le trouble et le désordre dans toutes les autres; cela est surtout rigoureusement vrai pour les viscères contenus dans la capacité de l'abdomen.» Page 79.

Il dit encore : « Si la digestion se fait mal, elle produit le mauvais chyle; les sucs réparateurs ne distribuent plus le baume de vie dans toutes les parties de notre individu, et la machine ne tarde pas à se détraquer. On peut donc dire avec vérité que la digestion est la base de l'équilibre de la santé humaine, et que souvent on se trompe en ne voyant dans l'affection d'un organe, en apparence sans connexité avec les voies digestives, qu'un fait isolé; il m'est arrivé plus d'une fois de répondre à des demandes de consultation pour des affections chroniques du cœur, des poumons, etc., etc., par des questions propres à m'éclairer sur l'état des organes de la digestion, et de découvrir par des réponses que ce que l'on prenait pour une affection *essentielle* ou *organique* de tel ou tel viscère ne provenait que de l'altération des fonctions digestives.» Page 80.

MM. Barbet, Crommarias, Gérard, Julia de Fontenelle, Morand, Tassy et Tollard, dans leur rapport fait à la Société des sciences physiques et chimiques de France, sur le travail du docteur Besuchet relatif aux maladies des voies digestives, disent que « *l'état de constipation influe d'une manière bien fâcheuse sur la digestion.*»

Le docteur Besuchet a consigné dans son ouvrage quelques observations extrêmement curieuses qu'il ne sera pas étranger à notre sujet de rapporter ici :

« Voltaire a dit quelque part que les hommes qui se sont rendus fameux par leurs goûts sanguinaires n'allaient pas bien à la garde-robe. Cette pensée a toute la profondeur et toute la portée que cet homme extraordinaire mettait dans ses réflexions ; elle prouve de plus qu'il connaissait l'influence qu'exercent sur nous les variations de cette partie de nos fonctions animales, et sans doute lui-même a vu son caractère irascible et sa fougue bilieuse diversement excités par l'état de son ventre. Rien ne dispose à la tristesse, aux idées sombres, comme la constipation. » Page 41.

« Il serait vraiment curieux de rechercher, par la vie et les habitudes intimes des hommes, et jusque dans leurs fonctions les plus secrètes, l'explication de faits qui étonnent parfois ou qui affligent l'humanité. Personne, que nous sachions, ne s'est avisé jusqu'ici d'ériger en oracle d'une nouvelle espèce le lieu secret où le gentilhomme comme le bourgeois, l'homme d'Etat comme le manant, vont d'une façon toute semblable se débarrasser d'un résidu.... » Page 42.

« Si nous traçons, dans la série de nos dipositions intellectuelles, et parmi celles qui distinguent l'homme par ce qu'on appelle *caractère essentiel*, une ligne droite, en prenant pour point de centre la disposition *bonté*, nous trouverons, en allant directement vers les dispositions d'un ordre élevé, que cette ligne atteindra les dispositions *violence*, *fureur*, en passant par les dispositions intermédiaires essentielles *fermeté*, *courage*, *audace* ; et, si nous dirigeons ensuite cette ligne, à partir de la disposition *bonté*, vers les dispositions plus douces, pour ne pas dire d'un ordre moins élevé, nous trouverons, en suivant également une ligne directe, les dispositions *pusillanimité* ; en passant par les dispositions intermédiaires, *bienveillance*, *débonnaireté*, *faiblesse*. La *bonté* est donc le *juste-milieu* de cette ligne de nos dispositions naturelles, dont un bout tient à la *fureur* et l'autre bout à la *pusillanimité*. » Page 43.

D'après le docteur Besuchet, les personnes qui trouveraient que la place qu'elles occuperaient serait entre *bonté* et *fureur* sont constipées dans un degré proportionnel à leur élévation sur l'échelle ; comme celles qui se trouveraient placées entre *bonté* et *pusillanimité* ont des garde-robes faciles dans un degré proportionnel à leur descente sur l'échelle. « Néron, dit-il, page 44, le pape Clément VI et Philippe-le-Bel étaient probablement constipés. » Il ajoute que « les grands seigneurs orientaux *autrefois* faisaient, par forme de passe-temps, et pour éprouver le tranchant de leur cimeterre, sauter quelques têtes d'esclaves *après dîner*. Autrefois aussi ils faisaient un usage copieux d'opium qui, bien que d'une nature et d'une préparation différentes de celui qui nous parvient par le commerce, enivrait leurs sens et devait, tout comme le nôtre, porter à la constipation. Charles XI, qui tirait sur les bons Parisiens, allait difficilement à la garde-robe. Que n'a-t-il pris quelques laxatifs la veille de la Saint-Barthélemy ! » Page 46.

« Ne cherchons donc point si haut l'explication de tant de catastrophes, de si longues guerres et de discordes civiles, lorsque c'est tout simplement l'effet du tempérament de ceux qui ont fomenté, dirigé ces grands évènements ; et lorsque vous voyez un ministre exploitant quelque calamité publique venir demander à la législation de nouvelles rigueurs pour ajouter aux rigueurs déjà imaginées avant lui, informez-vous à son valet de chambre si depuis quelques jours il n'a pas été à la garde-robe. » Page 45.

CHAPITRE X.

Les avantages de l'Ervalenta pour ceux qui digèrent avec une grande difficulté, à cause de la faiblesse de leur estomac, etc.

Parmi les nombreuses substances proposées dans ces derniers temps, comme aliments éminemment convenables aux personnes qui ont des estomacs faibles ou délabrés par de mauvaises digestions, ou par la gastrite, ou par des gastralgies, — outre que pour la plupart elles sont très chères, — il n'en est peut-être pas une qui possède les propriétés qu'on lui prête, à beaucoup près. On trouve souvent qu'elles sont difficiles à digérer et peu nutritives; qu'elles produisent fréquemment la constipation et d'autres incommodités.

Pour ces raisons, au lieu de nous arrêter longtemps pour proclamer l'Ervalenta une nourriture qui ramène promptement à leurs forces primitives les estomacs faibles et malades, — nous prions les personnes qui ont fait emploi des substances dont nous venons de parler, souvent même pendant de nombreuses années, de faire essai de l'Ervalenta, durant quelques semaines seulement. Nous sommes certains de recevoir d'elles ce témoignage, que les avantages qu'elles auront obtenus de l'Ervalenta, dans ce court espace de temps, sont bien plus considérables que ceux qu'elles ont retirés des autres aliments, pendant tant d'années.

Il n'est pas difficile de comprendre comment l'Ervalenta rétablit, plus promptement que tout autre aliment, les estomacs faibles et délabrés, dans toute l'énergie de leurs fonctions. C'est, 1° que cette substance est plus facile à digérer *que toute autre;* 2° qu'elle rétablit promptement les intestins dans toute leur énergie, en les faisant fonctionner sainement, librement, copieusement, journellement et naturellement. Or, aussitôt ce résultat obtenu, la faiblesse et le délabrement de l'estomac ne tardent jamais longtemps à se guérir.

CHAPITRE XI.

L'efficacité de l'Ervalenta pour rétablir promptement, dans leurs forces primitives, les personnes devenues faibles, maigres et delicates.

Employée pour cet objet, l'Ervalenta n'est pas moins puissante que quand on s'en sert contre la constipation. On verra facilement comment il arrive qu'elle possède cette propriété réparatrice, en jetant les yeux sur la fin du deuxième chapitre, puis sur le chapitre précédent, et ce sera plus évident encore lorsque l'on aura parcouru le chapitre qui suit le chapitre actuel.

CHAPITRE XII.

Effets salutaires de l'Ervalenta sur les personnes mêmes qui se trouvent dans l'état de santé.

Nous allons dire maintenant quelques mots sur l'utilité de l'Ervalenta dans l'état de santé. Sous ce dernier point de vue, elle intéresse une très grande partie de la société, car elle *produit promptement une augmentation extraordinaire des forces du corps et de la vigueur de l'ame.* Ses bons effets, sous ce rapport, sont infiniment supérieurs à ceux que produit toute autre nourriture, quand elle exclut l'Ervalenta.

Après s'en être nourri en partie, pendant quelque temps, on se trouve mieux dans tout son être. On remarque que l'on n'a jamais si parfaitement connu ce que c'était qu'un sommeil délicieux et réparateur durant la nuit, que d'être complètement éveillé pendant le jour; ce que c'était que la force du corps et la vigueur de l'ame; la gaîté de l'esprit et le sentiment de la jeunesse, si ce n'était peut-être dans la jeunesse même; on remarque aussi que l'on n'a jamais si parfaitement connu ce que c'était que l'aptitude dans les affaires, et la sagacité et la pénétration dans l'étude; enfin, ce que c'était qu'une jouissance si complète *de toutes ses facultés*. Même *la vue, l'ouïe*, etc., acquièrent un degré de *finesse* qu'on ne connaissait pas quand on se nourrissait seulement des aliments ordinaires. En éprouvant cette amélioration de tout son être, on est frappé de *ce fait, que l'on n'a jamais si parfaitement connu ce que c'était que la VIE.*

Expliquer ces effets extraordinaires n'est nullement difficile : en proportion que le temps, pendant lequel les matières excrémentitielles restent dans les intestins, est abrégé (sans que cependant ces viscères soient relâchés), les fonctions de ce canal, dans toute sa longueur, sont vigoureuses, parfaites, et, dans la même proportion, leurs résultats, c'est-à-dire la chylification, etc., deviennent PURS. Or, c'est seulement lorsque la vigueur, la perfection de ces fonctions, dans toute la longueur de ce canal, sont à leur plus haut degré, que les résultats de ces fonctions sont PURS, que la *nourriture chyleuse est saine*, et que le corps est *pleinement nourri*. Mais c'est seulement quand la nourriture chyleuse est saine à son plus haut degré, et le corps pleinement nourri, que l'on peut attendre promptement *une augmentation considérable des forces du corps*. Et c'est seulement d'une augmentation considérable des forces du corps que l'on peut attendre *une pareille augmentation de la vigueur de l'ame;* car il y a une relation si intime entre l'esprit et le corps, que l'état du premier suit immédiatement la condition du second. Aussi est-ce avec les forces de l'une et avec la vigueur de l'autre de ces deux parties de son être que vient *le sentiment de gaîté de l'esprit, du contentement et de la félicité de l'ame;* car la nature produit toujours cet heureux état de l'esprit et du corps, quand elle n'est pas contrariée dans la vigueur, la perfection de ses fonctions intestinales, ni, par conséquent, dans la *pureté* de leurs résultats, la chylification, etc.

Or, lorsque nous prenons notre nourriture *seulement* parmi les substances alimentaires ordinaires, les matières excrémentitielles qui proviennent de ces substances restent, le plus souvent, trop longtemps dans le canal chylifique ou intestinal, ce qui fait que ce canal devient surchargé de ces matières, et que son action est affaiblie dans toute sa longueur. D'ailleurs de nombreuses glandes dans les intestins excrètent des fluides qui sont devenus nuisibles au corps.

Or, c'est de ces fluides nuisibles, de la bile, etc., qu'une grande partie des matières excrémentitielles est formée. Ainsi, en proportion de l'encombrement produit dans les intestins par des matières malfaisantes provenant de ces deux sources, la vigueur, la perfection, de toutes les fonctions intestinales, sont diminuées. Ainsi le chyle, par lequel seul le corps est nourri et soutenu, diminue, se détériore et devient IMPUR.

Les matières excrémentitielles provenant des sources expliquées dans le dernier paragraphe obstruent le canal intestinal à un tel degré, que souvent elles le bloquent complètement. Alors les fonctions intestinales se ralentissent bientôt; et si le blocus n'était pas assez promptement levé, elles cesseraient entièrement, des symptômes de maladies graves se feraient apercevoir, et si un remède n'y était pas apporté sans délai, la mort ne tarderait pas à survenir.

Ces désagréments n'arrivent jamais lorsqu'on fait de l'Ervalenta une partie convenable de sa nourriture; au contraire, le canal intestinal, au moyen de cet aliment, étant toujours dégagé, dans toute sa longueur, de tout encombrement de matières excrémentitielles provenant soit des aliments, soit des autres sources que nous venons d'indiquer, l'élaboration du chyle, son absorption et toutes les autres fonctions chylifiques et intestinales ont lieu dans toute leur *pureté*, toute leur vigueur, toute leur perfection.

CHAPITRE XIII.

Indications générales sur l'emploi de l'Ervalenta.

Généralement on commence à sentir les effets de l'Ervalenta au bout de trois à dix jours. Mais c'est seulement après l'avoir employée pendant *plusieurs semaines* que l'on apprécie ce *Moyen Naturel* à sa juste valeur.

Pour faire fonctionner sainement, librement, copieusement, journellement et naturellement les intestins par l'Ervalenta, — on en fait usage une, ou, si le cas l'exige, deux fois par jour, jusqu'à ce que les intestins fonctionnent de la même manière, sans y avoir recours, ou sans y avoir recours aussi fréquemment.

Cependant comme, pour se préserver de toute maladie (*voir* p. 3), il importe que les intestins fonctionnent, en toute saison, de la manière *la plus saine*; — et comme il arrive, le plus souvent, que l'on n'a pas l'habitude de remarquer attentivement s'ils fonctionnent ainsi ou non, — il conviendra, pour ne pas manquer de venir à leur aide lorsqu'ils pourraient en avoir besoin, de se servir de l'Ervalenta, pour une partie de sa nourriture, *tous* les jours, ou, au moins, *très fréquemment*.

Si le motif que nous venons de donner n'avait pas assez de force pour engager toutes les personnes prévoyantes à se servir de l'Ervalenta à leurs repas *aussi souvent* que nous l'avons indiqué, — la considération des avantages décrits à la page 19, que tout le monde obtient par l'usage de l'Ervalenta, même dans l'état de santé, ajoutera sans doute à nos raisons assez de poids pour qu'elles ne manquent pas de suivre nos conseils.

CHAPITRE XIV.

Six Affirmations solennelles.

Premièrement, nous affirmons *solennellement* et nous garantissons que l'Ervalenta possède *pleinement* la propriété que nous lui attribuons, savoir : de vaincre, sans lavements et sans médecines, la constipation, même dans les cas les plus obstinés et les plus invétérés, et, si l'on persévère sagement dans son emploi, de ramener les intestins de leur disposition à cet état de resserrement à leur état normal.

Deuxièmement, nous affirmons *solennellement*, et nous garantissons que l'Ervalenta n'est autre chose qu'une farine alimentaire *tout simplement*.

Troisièmement, nous affirmons, en conséquence, *solennellement*, et nous garantissons qu'aucune matière médicinale ou nuisible n'est mêlée avec l'Ervalenta.

Quatrièmement, nous faisons appel à la chimie pour attester la vérité de nos paroles; car par l'analyse elle constatera que l'Ervalenta est absolument telle que nous le disons.

Cinquièmement, nous affirmons *solennellement*, et nous garantissons que l'Ervalenta peut être mangée, même par les petits enfants et les femmes les plus délicates, *en quelque quantité que ce soit*, sans qu'ils en éprouvent *jamais* la *moindre* incommodité, soit dans l'estomac, soit dans les intestins, soit ailleurs.

Sixièmement, nous affirmons *solennellement* que, d'après les propriétés singulièrement bienfaisantes, reconnues généralement dans l'Ervalenta, et le nombre immense d'expériences que l'on en a faites dans toute la France et à l'étranger, nous nous croyons en droit de dire que l'Ervalenta est la substance alimentaire *la plus saine connue.*

Enfin, nous donnerons l'adresse des médecins et des personnes les plus recommandables chez qui on pourra prendre des renseignements sur l'Ervalenta. (Voir les Attestations et Notices à la fin.)

CHAPITRE XV.

L'avantage que l'on aurait en consultant son médecin sur l'emploi de l'Ervalenta.

Sur tout ce qui est susceptible d'améliorer sa santé, comme sur tout ce qui pourrait lui nuire, il est bon de consulter son médecin.

S'il n'est pas aussi nécessaire de suivre le premier de ces préceptes que le second, il n'en est pas moins vrai qu'il est toujours utile de le faire.

Pour ce qui a rapport à sa santé, on ne doit pas s'opposer aux conseils de son médecin; on doit, au contraire, lui donner toute sa confiance. Il importe d'accueillir, de s'empresser d'exécuter ce qu'il prescrit, et d'y persévérer. Quand ces sentiments opèrent leur juste influence, la santé en ressent bientôt l'effet. Les encouragements de notre médecin nous soutiennent : aux simples modifications qu'il indique dans les remèdes que nous prenons, nous sommes souvent redevables de tout le bien que nous en retirons; et les accessoires qu'il suggère fréquemment pour arriver à une augmentation ou à une diminution de l'effet déjà obtenu, sont autant de moyens qui conduisent non-seulement à un plus prompt, mais aussi à un meilleur résultat.

Lorsque, dans ce qui a rapport à sa santé, on suit ses propres idées, on chancelle à chaque pas; on est ébranlé par le moindre évènement qui trompe son attente, et, souvent même on s'arrête. Ainsi, faute de courage et de la persévérance que les conseils de son médecin n'auraient pas manqué d'inspirer, on ne se procure qu'une légère amélioration, là où l'on aurait obtenu une complète et prompte guérison.

On dira : Si l'on était sage, on pourrait se dispenser des soins de son médecin, quand il n'est question que d'employer un moyen de guérison aussi simple que celui de l'Ervalenta. C'est vrai; mais l'on n'est pas sage, surtout en ce qui concerne son propre gouvernement. La sagesse, donc, nous enseigne, dans le cas actuel, à nous prendre pour ce que nous savons que nous sommes réellement, et non pas pour ce qu'il faudrait que nous fussions, pour pouvoir agir sagement.

Il pourrait arriver que le médecin ne connût pas l'Ervalenta : quand ce cas se présentera, il sera important de mettre l'*Exposition* entre ses mains et de le prier de la lire; et quand il aura eu le temps suffisant pour lui donner une lecture réfléchie, de demander ses conseils et de *les suivre.*

Aujourd'hui, au moyen de l'Ervalenta, cette classe INNOMBRABLE de personnes qui souffrent d'une constipation opiniâtre et invétérée, et que la médecine, faute d'un agent convenable, a été, jusqu'à présent, dans l'immense majorité des cas, tout-à-fait impuissante à guérir; cette classe, dis-je, doit augmenter prodigieusement le nombre immense de ceux à qui le médicin a su, depuis longtemps, rendre la santé et la vie, ce qui sera, pour lui, comme pour nous, le sujet de la plus douce satisfaction, comme ce sera nécessairement pour les malades eux-mêmes la cause d'un bien-être inconnu auparavant.

Les médecins de Paris et de la province, pour qui les *Six Affirmations solennelles* précédentes n'auraient pas leur valeur naturelle, peuvent réclamer un paquet d'"Ervalenta,, à la condition qu'il ne sera payé que dans le cas où la personne qui souffre de la constipation, la verra céder grâce à son emploi. Chaque médecin qui fait cette réclamation doit la faire par lettre seulement, adressée directement à la Maison Warton même, et affranchie. Toutefois, en faisant cette proposition, nous supposons que le médecin qui nous fera cette réclamation pourra s'appuyer, de son côté, vis-à-vis de nous, de quelque nom justement estimé à Paris.

Les lettres de consultation que les médecins ou les particuliers pourraient adresser à la Maison Warton, à Paris, sur l'Ervalenta, pour des cas spéciaux, seront toujours bien accueillies; et elle mettra tout empressement pour y répondre convenablement, *sans que cela coûte rien aux demandants.*—NOTA. Il est indispensable que chaque cas soit bien expliqué et *par écrit*; on doit y ajouter l'âge de la personne, le sexe, et, dans le cas où elle aurait fait usage de lavements ou de médecines, pendant combien de temps.

CHAPITRE XVI.

Plusieurs observations *importantes* adressées à ceux qui achètent l'Ervalenta, soit qu'ils habitent la province, soit qu'ils demeurent à Paris.

L'Ervalenta se trouve seulement à Paris, chez Warton, rue Richelieu, n. 68, sous le cachet de la Maison; par conséquent, il n'y a pas de sous-dépôt, ni à Paris, ni en province : cette disposition a été prise pour empêcher toute possibilité de falsification. Les lois sur le timbre nous interdisent de porter le prix de l'Ervalenta dans cette *Exposition*; c'est pourquoi nous l'avons indiqué dans la feuille détachée ci-jointe, intitulée « Extraits. » Une moindre quantité que le paquet de quatre kilogrammes ne se vend JAMAIS, parce qu'avec une moindre quantité, on ne peut apprécier convenablement les avantages que l'on tire de l'Ervalenta. L'Ervalenta que contient le paquet suffira, suivant le cas, pour un usage de cinq semaines à quatre mois. Ces quatre kilogrammes fourniront, à la personne qui les emploiera pendant toute cette période, une partie de sa nourriture de chaque jour. Un livre particulier, dit « *le Médecin,* » contenant des instructions pour l'emploi de l'Ervalenta, et indiquant le régime à suivre, se trouve dans le paquet.

L'envoi d'argent de la province doit se faire UNIQUEMENT par un bon sur la poste (adressé à M. Warton), et la lettre contenant le bon doit être affranchie. Ce moyen est bien préférable à celui du *remboursement* par les messageries, parce qu'ainsi on évite tout le délai qui a lieu si fréquemment dans l'expédition de la boîte, quand on choisit la voie de remboursement; délai occasionné par le refus trop souvent fait à Paris de la part des messageries, lorsque le commerçant vient demander le paiement des articles qu'il leur présente en remboursement. Ajoutez à cela que le bon sur la poste coûte, en bien des cas, moins cher que la voie des messageries.

Pour se procurer l'Ervalenta, on ne doit pas s'adresser *indirectement* à la Maison Warton par l'intermédiaire d'une autre maison, mais, au contraire, DIRECTEMENT par lettre ou personnellement à la Maison Warton même. Faire venir, par exemple, l'Ervalenta par quelque commerçant de sa propre ville, conduit ordinairement à un délai considérable dans l'expédition. Cela arrive ainsi : le commerçant écrit à son commissionnaire à Paris, pour qu'il lui procure le paquet d'Ervalenta. Comme chacun de ces derniers doit gagner pour ses peines et ses avances de fonds, chacun demande, de la maison Warton, une remise sur le prix, ce qu'elle ne peut pas accorder, parce que le bénéfice qu'elle reçoit elle-même est trop minime pour pouvoir le faire. Le commissionnaire de Paris, devenant ainsi mécontent, ne veut pas prendre l'Ervalenta, et écrit à son commettant en province en motivant sa conduite. Ce dernier, partageant le mécontentement de son commissionnaire, se débarrasse de la commande de la meilleure manière qu'il peut.

Dans le cas même où ces deux maisons se montreraient moins intéressées, il y a toujours quelque danger de falsification de l'Ervalenta, lorsque cette substance passe de la maison Warton par tant de mains avant d'arriver au consommateur.

Dans l'impossibilité où se trouve la maison Warton d'accorder une remise, il est évident que la personne qui voudrait faire venir l'Ervalenta jusque chez elle, par l'intermédiaire d'un commerçant, devrait instruire ce dernier de ce fait que l'on n'accorde sur cette substance aucune remise, et que, pour cela, la personne qui fait la demande le récompenserait pour sa peine, pour ses dépenses avec son commissionnaire et pour le port du paquet. Mais, plutôt que de faire tout cela, ne serait-il pas mieux qu'elle-même fît venir l'Ervalenta directement de la maison Warton? car le prix du port direct serait moins élevé que les dépenses indispensables dont nous venons de donner un aperçu chez le commerçant, et de plus, on serait sûr que cette substance ne serait pas falsifiée.

Sous le rapport de la constipation, nous prendrons sur nous la responsabilité de la guérison de qui que ce soit au moyen de l'Ervalenta, si cette substance est prise réellement de chez nous, et aussi si, dans le cas où la constipation indique quelques dispositions à résister à l'action de l'Ervalenta, on veut bien nous instruire du résultat obtenu, quel qu'il soit, durant la période consacrée à la guérison. En prenant ainsi sur nous la responsabilité de la guérison, nous supposons toujours que nous avons la certitude que l'Ervalenta a été prise chez nous, et, partant, qu'elle était la *véritable* Ervalenta et sans qu'elle fût, *en aucun degré*, falsifiée. Mais comment avoir cette certitude si la personne n'avait pas reçu le paquet de la Maison Warton *directement*? ou si, même, en l'achetant *personnellement* à la Maison, elle n'avait pas donné son nom et son adresse?

Les considérations qui précèdent font voir que les personnes demeurant à Paris ne doivent pas, en achetant l'Ervalenta, se considérer comme exemptes de la nécessité de faire connaître toujours leur nom et leur adresse, si elles veulent que la Maison Warton prenne sur elle la responsabilité de leur guérison.

Pour éviter les frais élevés du port des envois en province, la meilleure manière est, pour plusieurs personnes, de faire venir leurs paquets d'Ervalenta ensemble et par la voie du roulage. Ainsi, une seule caisse suffirait et les frais du port deviendraient extrêmement modérés.

CHAPITRE XVII.

Observations sur la Gastrite chronique, les Gastralgies, etc., et de la cause du peu d'efficacité des remèdes employés jusqu'à présent pour les combattre.

C'est un fait reconnu que les médecins, en traitant la Gastrite chronique, les Gastralgies, et les Entéralgies, échouent trop souvent pour qu'il soit sans importance d'éveiller l'attention du public, et surtout celle des médecins, sur un mode de traitement qui manquera rarement de conduire à une guérison complète.

Pour que le malade saisisse parfaitement le principe de notre mode de traitement, il est indispensable que nous examinions, en premier lieu, pourquoi, dans ces genres de maladies, le traitement de tant de médecins est sans succès (*a*).

(*a*) Il y a, sans doute, beaucoup de médecins qui réussissent à guérir ces maladies; mais quels sont ces médecins? Ce sont ceux qui ont reconnu les vices, les effets meurtriers et le nombre immense des malades qui sont littéralement immolés par le système de traitement qui était, il y a peu de temps, généralement accrédité. Cette classe de médecins est devenue déjà nombreuse à Paris et dans beaucoup de parties de la province, ce qui semble promettre promptement l'abandon total du système meurtrier qui, par une fatalité assez étrange, règne encore à l'exclusion de tout autre dans les armées françaises, pour en employer un autre tout opposé. Parmi les médecins qui voulaient s'opposer au progrès ultérieur de ce fléau, on peut nommer particulièrement, à son éloge éternel, le DOCTEUR BARRAS, Chevalier de l'Ordre royal de la Légion-d'Honneur, docteur en médecine de la Faculté de Paris, Membre de l'Académie royale de médecine de Suède, de la Société médicale d'émulation et de plusieurs autres Sociétés savantes, médecin honoraire des prisons et du bureau de charité du onzième arrondissement; auteur du *Traité sur les Gastralgies et les Entéralgies, ou Maladies nerveuses de l'estomac et des intestins*, en deux volumes, 1839; et demeurant à Paris, rue Saint-Lazare, 55.

Ordinairement un état très obstiné de constipation accompagne ces maladies de l'estomac et des intestins; cependant, pour qu'elles puissent se guérir, elles exigent impérieusement, et par-dessus tout, non-seulement que les intestins soient garantis de tout degré de constipation, mais, de plus, qu'ils soient conservés dans un état toujours parfaitement libre. Quand elles sont ainsi traitées, la guérison de ces maladies n'est ni difficile ni tardive; mais quand elles sont traitées de la manière opposée, la guérison ne s'opère pas, ou elle ne s'opère que très rarement.

Or, jusqu'à présent les médecins, surtout dans ce genre de maladies, n'ont pas généralement réussi à trouver un moyen de vaincre *convenablement* la constipation. Les moyens qu'ils emploient dans les maladies en général, pour la vaincre, sont l'emploi de purgatifs ou de lavements. Mais, dans ces maladies de l'estomac et des intestins, les purgatifs ne doivent ni ne peuvent presque jamais être employés par la raison que l'estomac et les intestins, qui sont en état d'irritation, deviendraient, par l'emploi des purgatifs, encore plus irrités; et c'est ce fâcheux état qui constitue la maladie même, ou principalement. A l'égard des lavements, leur emploi contre la constipation, dans le cas de ces mêmes maladies, est inefficace, parce que, par leur moyen, au lieu de faire vider le tube intestinal des matières fécales, ce qui est de rigueur, on ne fait que faire évacuer une très-petite partie de ce tube, c'est-à-dire son extrémité seulement, appelée le *rectum*.

Il est vrai que souvent, dans le but de faire évacuer les intestins, on assujétit le malade à un régime sévère, où on ne lui permet que les choses dans lesquelles il n'entre que très peu d'aliment, telles que les légumes verts, le laitage, l'eau gommée, etc. Mais cette méthode, en affaiblissant les forces du corps en général, affaiblit celles du canal intestinal en particulier, et elle le fait jusqu'à un degré tel que, sans que le médecin ait recours aux purgatifs, ce canal ne peut plus opérer ces contractions au moyen desquelles l'expulsion abondante des matières fécales s'effectue. A proprement dire, l'énergie de ce canal à se contracter convenablement ne provient que d'une alimentation capable de soutenir les forces de tout le corps ; en proportion donc que l'on soustrait cette alimentation, ce canal cesse de se contracter. Si même un tel régime était puissant pour faire évacuer les intestins, au lieu d'être inefficace, le malade ne pourrait pas le supporter : ses forces s'épuisent, s'en vont. mais il ressent le besoin de vivre encore.

Dans ce qui précède, nous avons vu, premièrement, que pour guérir ces maladies de l'estomac et des intestins, il faut faire évacuer le canal intestinal abondamment, et ensuite le conserver parfaitement libre; et nous avons vu, deuxièmement, que les médecins n'ont pas encore généralement réussi à trouver un moyen convenable de le faire. Ainsi, nous avons approfondi la raison pour laquelle les médecins n'ont pas plus généralement réussi dans la guérison de cette maladie.

Si donc *nous* avons quelque prétention d'indiquer un moyen de guérir cette classe de maladies, ce doit être parce que nous sommes à même d'indiquer un moyen de vaincre complètement la constipation, sans médecines, sans lavements, et, généralement, sans aucun régime débilitant, et ensuite de conserver le canal intestinal toujours parfaitement libre : cette indication, nous l'avons déjà donnée, le malade l'a trouvée en parcourant les pages qui précèdent; et avec elle, l'évidence qu'il ne peut pas entretenir la moindre espérance de guérir, par aucun autre moyen, ni de la Gastrite chronique, ni des Gastralgies, ni des Entéralgies, — ces affreuses maladies, qui, tout en minant la santé continuellement de plus en plus, finissent en conduisant, souvent d'un pas rapide, le malade au tombeau.

CHAPITRE XVIII.

Moyen de se guérir des Rhumes, même les plus oppressifs et les plus opiniâtres.

Pour comprendre comment on peut se guérir des rhumes *opiniâtres*, comme pour comprendre comment on peut généralement éviter d'en être atteint, il faut savoir quelle est la disposition du corps qui conduit le plus généralement aux rhumes.

La disposition du corps qui conduit le plus généralement aux rhumes opiniâtres est l'abaissement des forces vitales.

Quand est-ce, par exemple, que notre corps résiste efficacement aux influences malfaisantes du *dehors*, telles que le froid, la chaleur, la pluie, la transition d'une atmosphère chaude à une atmosphère froide, l'intempérie des saisons et les rudes attaques des éléments? Est-ce quand ses *propres* forces sont affaiblies, ou bien est-ce quand elles sont vigoureuses? Est-ce dans l'état de débilité qui succède à une grave maladie, ou bien dans l'état où l'on possède toutes les forces que produit la plénitude de la santé? Assurément c'est dans ce dernier état, et dans celui-là seulement. C'est donc seulement quand les forces vitales jouissent *de toute leur énergie* que notre corps résiste efficacement aux influences malfaisantes du dehors. C'est, par conséquent, quand l'énergie des forces vitales s'abaisse que nous sommes en proie aux influences malfaisantes du dehors, telles que celles qui occasionnent les rhumes.

Après avoir bien reconnu la vérité de ce qui précède, il importe de connaître, premièrement, la cause qui, d'ordinaire, fait que les forces vitales jouissent de toute leur énergie; et, deuxièmement, la cause qui fait que ces forces s'abaissent: car il est évident que tout moyen de guérir, comme d'éviter les rhumes, doit être basé sur la connaissance de ces deux causes.

Les forces vitales jouissent, d'ordinaire, de toute leur énergie, lorsque les *évacuations alvines* sont libres, saines, copieuses, journalières, et qu'elles ont lieu naturellement, c'est-à-dire sans emploi de lavements ou de médecines.

Ces forces, au contraire, s'abaissent, lorsque les évacuations alvines sont difficiles, malsaines, en trop petite quantité; qu'elles sont séparées par des intervalles de plus de vingt-quatre heures, ou qu'elles ont lieu au moyen de lavements ou de médecines.

Les intestins sont au corps ce que le balancier est à la pendule : si le balancier fait ses oscillations parfaitement, on sait que le mouvement de toutes les roues de cette pièce d'horlogerie se fait parfaitement aussi. Pareillement, si les intestins fonctionnent parfaitement, on sait, à quelques rares exceptions près, que la dépendance respective de toutes les parties du mécanisme du corps est en état parfait; que tous les organes du corps sont en santé; et que chacun remplit parfaitement sa destination.

D'après cet aperçu, nous sommes conduit à la conclusion que, pour guérir les rhumes opiniâtres, comme pour les éviter, il faut connaître par quel moyen les intestins peuvent être ramenés à un état sain, lorsqu'ils fonctionnent imparfaitement. — Le lecteur a obtenu cette connaissance importante en parcourant les pages qui précèdent.

APPENDICE

ÉTABLISSANT QUE LES PRINCIPALES MALADIES TIRENT LEUR ORIGINE DU DÉRANGEMENT DES ORGANES DIGESTIFS (LE PLUS GÉNÉRALEMENT DE LA CONSTIPATION), ET INDIQUANT LA MANIÈRE D'OPÉRER LEUR GUÉRISON.

CHAPITRE Ier.

La Gastrite chronique.—Sa guérison.

LA GASTRITE CHRONIQUE. —Si la gastrite chronique n'est pas produite toujours par la constipation, elle est au moins *perpétuée* par cet état du canal alimentaire. La raison en est que la constipation gêne tellement l'estomac et les intestins, lorsque les digestions stomacale et intestinale s'opèrent, que l'irritation souvent forte de ces organes qui survient, entretient la gastrite si elle existe, et, si elle n'existe pas, la produit.

Il en résulte que, du moment où, comme par l'Ervalenta, on parvient à débarrasser ce canal dans toute son étendue sans l'irriter, et à le conserver, aussi sans l'irriter, toujours libre, la gastrite chronique disparaît graduellement, et qu'en peu de temps cette maladie n'existe plus. (Voir l'article *Gastrite chronique*, à la p. 25.)

CHAPITRE II.

Les Affections nerveuses et les Affections sanguines proviennent du dérangement des fonctions des organes digestifs. — La guérison de ces maladies.

AFFECTIONS NERVEUSES. — Comme la gastrite chronique, ces maladies sont perpétuées par le dérangement des fonctions des organes digestifs, surtout par ce dérangement qui est produit par la constipation ; souvent aussi leur origine est due à cette cause.

« Le dérangement des fonctions des intestins, dit Abernéthy, peut produire dans le système nerveux une diminution des fonctions du cerveau, même jusqu'à occasionner l'apoplexie ou l'hémiplégie, ou un état d'excitation qui cause le délire ; il peut produire l'inactivité nerveuse partielle et l'insensibilité, ou l'état opposé d'irritation et de douleur ; il peut produire, dans le système musculaire, la faiblesse, les tremblements et la paralysie, ou les affections contraires de spasme et de convulsion. Il peut produire la fièvre, en dérangeant l'action du système sanguin, et causer des maladies locales diverses, au moyen de l'irritation nerveuse qu'il occasionne, et par la faiblesse qui est la suite d'une maladie nerveuse ou de la chylification imparfaite. » (OBSERVATIONS, p. 70, 9e édit.)

Il suit donc que, lorsque le malade combat avec succès la constipation par un moyen (l'Ervalenta par exemple), qui débarrasse, sans la moindre irritation, tout le tube intestinal, et empêche qu'à l'avenir les matières fécales n'y séjournent, il obtient une guérison des *Affections nerveuses* qui le font souffrir, sinon de suite, au moins graduellement.

AFFECTIONS SANGUINES. — Si ces affections ne sont pas toujours produites par la constipation ou autre dérangement des fonctions des organes digestifs, au moins elles ne se guérissent pas tant que ces dérangements existent.

Répétons ce que dit Abernéthy à ce sujet : « Le dérangement des fonctions des intestins peut produire la fièvre en dérangeant l'action du système sanguin, et causer des maladies locales diverses au moyen de l'irritation nerveuse qu'il occasionne, et par la faiblesse qui est la suite d'une maladie nerveuse ou de la *chylification imparfaite.* »

Le docteur Besuchet aussi, dans son Opuscule, page 80, dit : « Si la digestion se fait mal, elle produit le *mauvais chyle*, les *sucs réparateurs* ne distribuent plus le baume de vie dans toutes les parties de notre individu, et la machine ne tarde pas à se détraquer. » On peut donc dire avec vérité que la digestion est la *base* de l'équilibre de la santé humaine, et que souvent on se trompe en ne voyant dans l'affection d'un organe, en apparence sans connexité avec les voies digestives, qu'un fait isolé ; il m'est arrivé, plus d'une fois, de répondre à des demandes de consultation pour des affections chroniques du *cœur*, des poumons, etc., etc., par des questions propres à m'éclairer sur l'état des organes de la digestion, et de découvrir par les réponses que ce que l'on prenait pour une affection *essentielle* ou *organique* de tel ou tel viscère ne provenait que de l'altération des fonctions digestives. »

Nous pouvons donc conclure, comme pour les *Affections nerveuses*, que quand le malade combat avec succès la constipation par un moyen qui, comme l'Ervalenta, débarrasse sans la moindre irritation toute la longueur du canal alimentaire, et qui empêche qu'à l'avenir les matières excrémentitielles n'y séjournent, il doit voir ces AFFECTIONS SANGUINES disparaître.

CHAPITRE III.

Les Gastralgies.— Les Entéralgies ou Faiblesse.—Le Délabrement de l'estomac.— L'Entérite chronique, la Diarrhée, le Dévoiement et la Dysenterie.—L'Indigestion. — Les Coliques diverses.—La guérison de ces maladies.

LES GASTRALGIES, LES ENTÉRALGIES. — Ces maladies ne diffèrent de la gastrite chronique qu'en ce qu'elles sont produites, non par une cause qui agit *directement* sur l'estomac et les intestins, comme dans cette dernière, mais bien par le système nerveux, et quelquefois par le système sanguin, qui agissent *indirectement* sur ces mêmes organes; d'où il suit qu'elles seront guéries par le même moyen que les affections nerveuses et sanguines. (Voir p. 28.)

LA FAIBLESSE OU LE DÉLABREMENT DE L'ESTOMAC. —Ces maladies sont dues ou à la gastrite chronique, ou aux affections nerveuses, ou aux affections sanguines, ou tout simplement à la constipation, et, par conséquent, on leur opposera, avec succès, le même mode de traitement. (Voir p. 28.)

L'ENTÉRITE CHRONIQUE, LA DIARRHÉE, LE DÉVOIEMENT, LA DYSENTERIE. — Si dans ces maladies, qui ne diffèrent que légèrement l'une de l'autre, c'est le relâchement, et rarement la constipation qui fait souffrir le malade, il ne faut pas en conclure, lorsque ces maladies existent depuis longtemps, que l'on puisse obtenir, excepté dans certains cas, leur guérison par des moyens opposés à ceux employés pour combattre la constipation.

En voici la raison. D'abord rapprochons ces deux états opposés des intestins, celui de la constipation et celui du relâchement, pour en faire la comparaison.

Les intestins sont plus disposés à la constipation quand, par les matières qui les traversent, ils sont *moins* facilement excités à fonctionner que dans leur état normal. C'est pourquoi ces matières, soit nutritives, soit fécales, les traversent lentement, s'y accumulent, s'y arrêtent, et constituent ainsi ce qu'on appelle la *constipation*.

Au contraire, les intestins sont plus disposés au relâchement quand, par les matières qui les traversent, ils sont *plus* facilement excités à fonctionner que dans leur état normal. C'est pourquoi ces matières les traversent rapidement, à l'état liquide, et ne peuvent pas être gardées, et constituent ainsi ce qu'on appelle le *relâchement des intestins*, la *diarrhée*, le *dévoiement*, etc.

Comme, dans l'état des intestins où ces viscères sont difficiles à exciter, les aliments ordinaires, tels que le pain, la viande, etc., augmentent considérablement la disposition à la constipation par la résistance qu'ils font à passer facilement à travers ce canal, on comprend sans difficulté que, dans l'état où les intestins sont trop faciles à exciter, ces mêmes aliments doivent augmenter considérablement la disposition au relâchement par l'irritation que leur frottement doit produire tout le long de cet organe.

Aussi, par une conséquence nécessaire, on comprend aisément pourquoi un aliment tel que l'Ervalenta, qui passe facilement à travers ce canal lorsqu'il est disposé à se resserrer, ne doit pas irriter cet organe quand il a une disposition au relâchement.

Si donc on continue l'emploi de l'Ervalenta durant un temps un peu prolongé, par la raison que, pendant cette période, tout agacement des nerfs, des intestins aura cessé, leur susceptibilité à s'irriter devient graduellement nulle. (Voir *note* (*b*) à la page 9.)

L'INDIGESTION.—Dans les dérangements de l'estomac et des intestins, tels que ceux que nous venons d'énumérer, on conçoit facilement qu'il y a souvent une disposition à l'indigestion que les aliments ordinaires, qui passent difficilement à travers le canal alimentaire, tels que le froment, etc., ne servent qu'à augmenter. Comme l'Ervalenta n'a pas cet inconvénient, il est évident que, par son emploi, on évitera les indigestions.

LES COLIQUES DIVERSES. — Ces maladies proviennent, presque toujours, d'une obstruction dans les intestins, ou de leur irritation. Dans l'un ou l'autre cas, nous voyons clairement, par tout ce qui précède, que la disposition à cette maladie est combattue avec succès par l'emploi de l'Ervalenta.

CHAPITRE IV.

Les Éruptions cutanées, le Mal de tête fréquent et opiniâtre et les Palpitations du cœur proviennent du dérangement des fonctions des organes digestifs.—La guérison de ces maladies.

LES ÉRUPTIONS CUTANÉES.—Ces affections proviennent d'une imparfaite chylification : le sang ainsi se viciant décharge ses impuretés par la peau. Nous venons de voir jusqu'à quel point certains états de l'estomac et des intestins sont capables d'empêcher une bonne chylification, que ces états s'aggravent en n'employant que les aliments ordinaires, et qu'ils se guérissent en faisant usage de l Ervalenta.

LE MAL DE TÊTE FRÉQUENT ET OPINIÂTRE.—Dans sa préface aux «*Observations*» de Hamilton, le docteur Lafisse dit : «Le retard qu'éprouvent *la circulation et les sécrétions dans cette partie du corps* (l'appareil digestif) rend ces mêmes fonctions (la circulation et les sécrétions) trop actives dans la poitrine et dans la *tête*. Les organes digestifs réagissent encore d'une manière sympathique sur les poumons et sur le *cerveau*; c'est ainsi que l'on peut expliquer l'oppression et la *céphalalgie* (mal de tête) *gravative* qui accompagnent si souvent une constipation opiniâtre.»

L'Ervalenta donc, qui corrige la constipation, réussira parfaitement à prévenir le mal de tête, lorsqu'il provient de l'influence malfaisante de la constipation sur le cerveau.

LES PALPITATIONS DU COEUR.—Quand ces palpitations proviennent du volume trop fort du sang dans le cœur et de sa circulation trop accélérée dans cet organe, et que la personne est habituellement constipée, il est évident, d'après le passage cité dans le dernier article, qu'en remédiant à la constipation on augmenterait le volume et la circulation du sang dans tout l'appareil digestif, et que, par conséquent, on les diminuerait tous deux dans le cœur lui-même. Un tel résultat obtenu doit être suivi nécessairement de la disparition ou au moins de la diminution des palpitations. L'emploi de l'Ervalenta se présente ici naturellement à l'esprit.

Quand les palpitations proviennent de l'irritation du cœur, la même amélioration doit accompagner l'emploi de l'Ervalenta, si la personne est constipée par habitude.

Quand, chez une personne sujette à la constipation, les palpitations proviennent d'une grande excitabilité nerveuse, un pareil effet accompagne l'emploi de l'Ervalenta ; car le cerveau et tout le système nerveux, qui sont fortement affectés par la constipation, sont beaucoup moins excitables dans le libre état des intestins.

CHAPITRE V.

L'Apoplexie, le Rhumatisme, la Mélancolie et l'Hypocondrie proviennent du dérangement des fonctions des organes digestifs. — La guérison de ces maladies.

L'APOPLEXIE.—Cette maladie redoutable, qui souvent frappe de mort instantanée la personne qu'elle atteint, provient du sang attiré vers le cerveau avec une extrême violence. Nous venons de voir plus haut, dans le passage cité d'Abernéthy, que « le dérangement des fonctions des intestins peut produire, dans le système nerveux, une diminution des fonctions du cerveau, même jusqu'à occasionner l'apoplexie et l'hémiplégie ;» et, dans le passage cité du docteur Lafisse, que «le retard qu'éprouvent la circulation et les sécrétions dans l'appareil digestif rend ces mêmes fonctions trop actives dans la poitrine et dans la TÊTE.» Or, la constipation peut produire le dérangement dont parle Abernéthy, et aussi le retard de la circulation et celui des sécrétions dont parle le docteur Lafisse. Jusqu'à quel point les personnes constipées ne sont-elles pas redevables à l'Ervalenta, qui, dans tant de cas, pourrait les garantir de l'apoplexie !

LE RHUMATISME. — Abernéthy nous dit, comme nous avons vu plus haut, que « le dérangement des fonctions des intestins.... peut produire dans le système musculaire la faiblesse, les tremblements, la paralysie et même l'hémiplégie,» espèce de paralysie qui affecte toute *une* moitié du corps. A plus forte raison ce dérangement peut-il produire le rhumatisme, qui n'est, le plus souvent, qu'une affection passagère des muscles. C'est pourquoi l'Ervalenta, qui corrige la constipation, et par conséquent le dérangement des intestins qu'elle occasionne, doit, dans bien des cas, guérir le rhumatisme.

Il y a une autre considération qui mène à conclure qu'en remédiant à la constipation on arrive à la guérison du rhumatisme : c'est que la constipation diminue les forces vitales, et que, quand cet état cesse, ces forces augmentent. Or, la diminution des forces vitales est souvent suivie du rhumatisme; par conséquent l'augmentation de ces forces conduit à la disparition de cette maladie.

LA MÉLANCOLIE, L'HYPOCONDRIE. —C'est un fait reconnu que l'état de constipation conduit à ces deux maladies, qui ne se distinguent l'une de l'autre que très faiblement ; d'où suit l'importance d'un moyen tel que l'Ervalenta, qui porte un remède à cet état, car ces maladies seront guéries ou prévenues par ce moyen.

CHAPITRE VI.

La Consomption ou Phthisie pulmonaire provient du dérangement des fonctions des organes digestifs. — Sa guérison à la première période.

LA CONSOMPTION ou PHTHISIE PULMONAIRE. — Dans les ouvrages *les plus récents* et d'un mérite remarquable, la consomption pulmonaire, quand elle n'est pas d'origine héréditaire, est rapportée le plus souvent à l'état dérangé des organes digestifs, surtout à la dyspepsie strumeuse de ces organes. C'est à cette source que le docteur Todd, médecin anglais, la ramène dans son article «Indigestion», dans l'*Encyclopédie anglaise de Médecine pratique* ; c'est à cette même source que le docteur James Clark, médecin anglais et médecin consultant de LL. MM. le Roi et la Reine des Belges, la rapporte dans son ouvrage célèbre sur la consomption pulmonaire; et encore c'est ce que le docteur Henri Lebeau, médecin du Roi des

Belges, confirme par l'honneur qu'il a fait à l'ouvrage anglais du docteur Clark, en faisant la traduction de ce livre dans la langue française. Nous allons les laisser parler.

1. En traitant des symptômes de la consomption pulmonaire, le docteur Clark dit : « Les fonctions de la vie organique s'exercent plus ou moins parfaitement, mais celles qui ont les rapports les plus immédiats avec la nutrition, *particulièrement les fonctions des organes digestifs, sont les plus évidemment dérangées.* » CLARK, p. 24.

2. « Les digestions sont rarement parfaites ; les selles irrégulières, plus ordinairement *rares* que trop fréquentes, et les matières fécales ne présentent pas l'aspect qu'elles doivent avoir dans l'état de santé. » CLARK, p. 24.

3. « De tous ces désordres des fonctions, celui qui réclame le plus notre attention, parce que ordinairement il se montre *un des premiers et donne lieu au développement des autres*, c'est le trouble des fonctions digestives. » CLARK, p. 24.

4. « Cet état (la dyspepsie strumeuse) des organes digestifs non-seulement accompagne la constitution strumeuse héréditaire, mais elle peut, je pense, *la développer et amener la cachexie tuberculeuse.* »

(Docteur TODD, dans son admirable article « Indigestion » de l'*Encyclopédie de Médecine pratique.*)

5 Le docteur Clark continue ainsi : « J'éprouve une grande satisfaction à citer les observations du docteur Todd, car elles sont de tous points d'accord avec les miennes ; selon moi, *on ne peut trop fortement attirer*, sur ce point, *l'attention des praticiens.* J'attache la plus grande importance à ce désordre particulier des organes digestifs, que je considère comme la source d'un grand nombre de maladies tuberculeuses. » CLARK, p. 26.

6. « *En général il existe de la constipation.* » CLARK, p. 26.

7. « La plus fréquente et la plus importante conséquence de toutes celles qui peuvent résulter de cet état des organes digestifs, c'est la cachexie tuberculeuse. » CLARK, p. 27.

8. « De toutes les maladies, la dyspepsie (digestion difficile, dépravée) me paraît être la source *la plus fertile* des différentes cachexies, car *le bon état des viscères digestifs et l'accomplissement plein et entier de leurs fonctions* sont indispensables à l'assimilation des aliments, et par conséquent à la *nutrition des organes.* » CLARK, p. 217.

9. « La cachexie peut aussi provenir du dérangement des diverses fonctions sécrétoires et EXCRÉTOIRES, et comme ce dérangement accompagne *le plus ordinairement* la dyspepsie, il *augmente* encore son influence désastreuse » CLARK, p. 218.

10. « Les causes les plus puissantes des maladies sont celles qui troublent la nutrition du corps. » CLARK, p. 223

11. « *La constipation* et les congestions des vaisseaux abdominaux amènent cette suite de conséquences fâcheuses que nous avons déjà notées. » CLARK, p. 275.

12. « En surveillant attentivement *les fonctions des organes digestifs*... la vie des personnes arrivées à cet état peut être longtemps conservée dans un état de santé supportable. » CLARK, p. 381.

D'après les passages de ces auteurs que nous venons de citer, nous remarquons que, dans la consomption pulmonaire, les organes digestifs se trouvent toujours dans un état dérangé, et que l'on ne peut guérir la consomption sans avoir préalablement ramené les organes digestifs à un état sain. En bien des cas, lorsque la consomption n'est pas trop avancée, sa guérison par ce moyen peut être opérée, et à plus forte raison quand il n'y a encore que des symptômes.

Nous remarquons de plus que, d'après ces hommes éminents, l'état dérangé des organes digestifs qui accompagne les symptômes de la consomption pulmonaire, et aussi sa première période, est, en partie au moins, celui de la constipation; et nous avons bien appris qu'en remédiant à cet état des intestins nous aurons fait le pas le plus important, et souvent le seul nécessaire, pour ramener ces organes à leur état normal.

Nous sommes ainsi conduit à reconnaître la grande importance de l'Ervalenta dans les cas de consomption pulmonaire où cette maladie n'a pas fait trop de progrès.

CHAPITRE VII.

Les Infirmités de la Vieillesse proviennent d'ordinaire du dérangement des fonctions des organes digestifs. — La guérison de ces infirmités.

LES INFIRMITÉS DE LA VIEILLESSE —Quand le vieillard est accablé d'infirmités, ou simplement qu'il ne jouit pas d'une bonne santé, ou même qu'il n'est pas gai, on peut, par cela même, reconnaître, presque toujours, qu'il souffre de la constipation.

C'est la constipation qui est l'accident principal qui emporte le vieillard. Y remédier donc sera la réalisation des paroles de Buffon, que « l'homme qui ne meurt point de maladies accidentelles vit partout quatre-vingt-dix ou cent ans. »

Lorsque le vieillard parviendra à vaincre la constipation, il échappera aux infirmités en grande partie, renouvellera la vie, se rajeunira, et reculera de beaucoup le terme fatal.

Vaincre la constipation, c'est précisément ce qu'il fera par l'emploi de l'Ervalenta. Cet aliment est son *soutien*, et est pour lui moins un besoin qu'une *nécessité*.

CHAPITRE VIII.

Pourquoi nous n'avons pas rapporté d'autres maladies à l'état anormal de ces mêmes organes.

Nous ne voulons pas étendre davantage la liste des maladies susceptibles d'être guéries ou améliorées, en portant remède à la constipation; car, dans ce que nous avons fait, notre but n'a été que de faire sentir le succès qui doit suivre l'application de ce Moyen simple aux maladies en général. Si le lecteur pense que nous n'avons pas pleinement réussi, qu'il médite encore le passage que nous avons cité d'Abernéthy, à la page 28, les passages 8, 9, 10, 11, du docteur Clark, cités page 32, et les premiers quinze passages cités de Hamilton et Lafisse, de M. de Blainville et M. Besuchet, de MM. Barbet, Crommarias, Gérard, Julia de Fontenelle, Morand, Tassy et Tollard, dans le IXe chapitre, p. 14.

ATTESTATIONS.

Observation.

Jusqu'à présent nous n'avons pas cherché à établir la réputation de l'Ervalenta en faisant imprimer les attestations de ceux qui en ont fait usage, parce que, différents de presque tous les médicaments, les effets qu'elle produit sur l'état comme sur la santé de ceux qui souffrent de la constipation, ne sont nullement équivoques, mais, au contraire, évidents, prompts, et pour cela rigoureusement et immédiatement appréciables.

Cependant, dans l'absence de l'impression de toute attestation semblable, les demandes d'Ervalenta qui nous ont été faites ont été tellement considérables et rapides, qu'en moins d'une année après son introduction en France les approvisionnements multipliés de cet aliment ont été, plusieurs fois, bien loin de suffire.

Ce fait démontrant que notre raisonnement n'était pas erroné, nous ne sommes pas d'avis à l'heure qu'il est, et quand notre livre sur cette matière s'est élevé en onze mois à sa septième édition, de répudier la manière que nous avons choisie pour en prendre une autre très différente, celle de l'*étalage* des nombreuses attestations dont nous sommes le porteur, en les faisant paraître dans ce petit livre.

Cependant, comme on nous demande de temps à autre ce genre de preuves, nous ne voulons pas nous y refuser; mais nous préférons, au lieu de le prodiguer ici, le donner dans un livre à part, c'est-à-dire dans un livre destiné à être envoyé aux personnes seulement qui pourront le réclamer. C'est pourquoi nous allons sous peu livrer à la presse un assez bon nombre de ces attestations. Ceux qui voudraient posséder ce livre n'auront qu'à nous adresser *franco* leur demande, et nous le leur enverrons *gratis* et *franco* dès que son impression sera achevée

Pour suppléer à ce livre jusqu'à ce que nous soyons en mesure de le livrer, nous allons présenter ici seulement trois attestations extraites de ce recueil, une qui date de huit jours après le commencement de l'emploi de l'Ervalenta; la deuxième de plus de huit mois après le commencement de son emploi, adressée à M. le rédacteur du *Journal des Débats*; et la troisième d'une dame paralytique. Nous présentons aussi une Notice sur l'Ervalenta par un médecin de Paris.

ATTESTATION. — *Constipation.*

Fontainebleau, le 26 mars 1842.

Monsieur WARTON, rue Richelieu, n° 68, à Paris.

MONSIEUR,

Je vous écris sous l'influence du bien-être que me procure l'usage de l'Ervalenta.

Depuis dix-huit mois j'étais atteint de constipation, et depuis plus de trois mois elle était devenue tellement forte, que je ne pouvais me procurer quelques évacuations qu'au moyen de lavements souvent répétés. Les médecines laxatives ne produisaient aucun effet sur moi; les bains m'avaient apporté un soulagement *temporaire* au moment où j'ai commencé l'usage de l'Ervalenta.

Depuis huit jours seulement que j'emploie cette substance à la dose de 120 grammes partagés entre mes repas, j'éprouve toutes les vingt-quatre heures le soulagement si longtemps désiré par moi. Si, comme je l'espère, j'arrive à une parfaite guérison, en cessant l'usage de l'Ervalenta, j'aurai l'honneur de vous en faire part.

Je trouve cette farine au bouillon gras aussi agréable que le meilleur potage connu.

M. le Baron se trouve très bien de son traitement à l'Ervalenta.

Recevez, je vous prie, Monsieur, mes remerciments et l'assurance de ma considération distinguée.

LEZ fils,
Architecte, 60, rue de la Coudre.

ATTESTATION. — *Constipation*, etc.

(Extrait du *Journal des Débats*, du 10 avril 1842.)

MONSIEUR LE RÉDACTEUR,

Des résultats aussi frappants que ceux obtenus dans la guérison des maladies graves et compliquées dont je vais avoir l'honneur de vous entretenir, me paraissent intéresser trop l'humanité pour ne pas être publiés. Si vous croyez donc que le moyen employé pour les obtenir soit de nature à mériter l'attention du public, je vous prierai de vouloir bien donner à ma lettre une place dans votre estimable journal.

Voici les faits. Il y a environ vingt-sept ans, à la fin de l'Empire, j'ai quitté le service militaire. Alors survint chez moi une forte CONSTIPATION, accompagnée de manque d'appétit, de mal de tête, d'étourdissements, d'insomnie, parfois d'assoupissement insurmontable et d'une diminution sensible de mes forces, qui altéra visiblement ma santé.

A ces maux, que j'attribuais à la constipation, s'en joignirent d'autres que j'étais loin de rapporter à la même cause. Je ne digérais les aliments qu'avec difficulté, et j'éprouvais une telle faiblesse d'estomac, que j'avais de fréquentes indigestions. J'étais menacé d'une gastrite. J'ai souffert beaucoup d'un rhumatisme, de rhumes, et d'ordinaire je ressentais un froid intense dans les extrémités. La vue et l'ouïe s'étaient affaiblies. J'avais tous les symptômes d'asthme et de phthisie, au point que plusieurs médecins en renom me croyaient poitrinaire. J'étais en proie à une anxiété, un abattement, une aigreur et une mélancolie qui m'inspiraient les idées les plus noires.

Tel était mon état, lorsque j'ai commencé à faire usage, il y a environ dix mois, de l'aliment nouveau importé d'Afrique par M. WARTON de Paris, rue Richelieu, n° 68. Cet aliment, dit ERVALENTA, destiné à combattre la constipation, me délivra bientôt de tout embarras intestinal, et, grâce à lui, je n'ai pas eu de rechute à déplorer.

Du moment où le corps devint libre, je vis commencer à disparaître toutes les maladies dont j'étais affligé depuis tant d'années; les forces me revinrent de jour en jour. Cette amélioration, à mon grand contentement, ne se soutient pas seulement, mais elle va toujours en augmentant.

Je dois dire aussi que je trouvais l'Ervalenta très agréable au goût, que je l'ai toujours digérée plus facilement qu'aucun autre aliment, et qu'elle ne m'a jamais causé aucune douleur ou aucune incommodité, soit dans l'estomac, soit dans les intestins.

Enchanté des heureux résultats que j'obtenais de l'Ervalenta, je l'ai recommandée à plusieurs personnes de ma connaissance. Un de mes amis et deux dames en ont aussi fait usage : leur santé lui a dû les mêmes effets bienfaisants que la mienne.

En saisissant cette occasion pour exprimer publiquement à M. Warton toute ma reconnaissance et le remercier du bien que m'a procuré son Ervalenta,

J'ai l'honneur, Monsieur, de vous saluer avec une parfaite considération.

LEGAY, propriétaire,

Plaine de Garches, par Saint-Cloud, près Paris.

7 Avril 1842.

ATTESTATION. — *Constipation. Paralysie.*

NOTA. En lisant cette Attestation jusqu'à la fin, on reconnaîtra la justesse des motifs qui ont empêché la dame qui l'a donnée, d'y ajouter son nom.

Paris, le 10 mai 1842.

« A tous ceux que le sujet peut intéresser.

» Il y a huit ans que je suis affectée d'une paralysie sur tout le côté droit. Dès le commencement de cette longue période, j'ai été atteinte d'une *constipation* douloureuse, très-opiniâtre, et extrêmement difficile à supporter. J'ai été contrainte, par des affections aussi graves, d'avoir recours, pour me soulager, à toutes les ressources de la médecine et de la pharmacie. Mais, par suite des médicaments que j'ai employés pour combattre la constipation, j'ai éprouvé des insomnies, des vertiges et des irritations de l'estomac et des entrailles, tels que, pendant ces années de souffrances, j'ai souvent pu croire que le moment n'était pas éloigné où je succomberais à mes douleurs.

» Il y a six mois que j'ai commencé à faire usage de l'Ervalenta, importée de l'Afrique par M. Warton de Paris, rue Richelieu, n° 68, et je m'en sers encore. Depuis son emploi j'ai complètement abandonné toutes les médecines purgatives et laxatives ainsi que les remèdes. Le résultat est tel que je me trouve pour ainsi dire régénérée. Maintenant plus d'insomnies, plus de vertiges, plus d'irritations; aussi, si je ne ressentais plus de ces douleurs presque continuelles de nerfs, ni cette raideur paralytique qui s'oppose sans cesse aux mouvements que je voudrais faire, je me croirais dans mon état normal.

» Cependant je dois reconnaître que, dans ma paralysie, il y a une amélioration *frappante* depuis que j'ai fait usage de l'Ervalenta; d'où je puis, il me semble, légitimement conclure que, comme la guérison de ma paralysie a déjà fait de grands progrès, sans aucune rechute, j'approcherai plus près encore d'une guérison complète, en continuant l'usage du même moyen. Je suis même très-disposée à croire que si je n'étais pas aussi âgée (66 ans), je guérirais totalement.

» Dans le cas, cependant, où ce jour tant désiré n'arriverait jamais, il serait toujours vrai que mon état paralytique est amélioré et s'améliore encore chaque jour; que je suis rajeunie; que j'ai un teint frais que je n'avais pas depuis bien des années; que ma santé n'est plus exposée à ces nombreux et fâcheux accidents que j'ai ressentis de tous côtés durant les huit ans qui ont précédé l'emploi de l'Ervalenta; et que, possédant les forces que je n'avais pas pendant cette longue période, les mêmes causes nuisibles ne produisent plus sur moi les mêmes effets malfaisants. C'est pourquoi, actuellement, la vie ne m'est plus à charge; je suis, au contraire, gaie, et, il faut le dire, comparativement heureuse.

» Etant infirme, je ne puis pas, à mon âge, sans me résigner à mourir bientôt, recevoir les innombrables visites auxquelles la publicité de cette attestation avec l'indication de mon nom et de ma demeure pourrait donner lieu; c'est pourquoi je ne puis me faire connaître au public; mais, voulant faire pour l'humanité souffrante autant de bien que je puis, sans sacrifier ma vie, j'ai invité mon médecin à recevoir les visites du public pour moi. Il montrera, par des preuves convaincantes que cette attestation n'est fondée que sur la réalité des faits mêmes; il donnera aux personnes qui le demanderont toute satisfaction sur les détails de ma maladie, et tous les renseignement qu'elles pourront désirer sur ma guérison. On connaîtra le nom et la demeure du médecin en s'adressant à la Maison Warton.

» Paris, Ile Saint-Louis, quai Béthune, le 10 mai 1842. »

NOTICE

DE M. LE DOCTEUR JACQUIN,

Ancien Chirurgien des Armées et des Hôpitaux militaires,

Extraite du *Journal des Débats* du 2 juillet 1842.

CONSTIPATION. — ERVALENTA.

Quand un aliment simple, d'un goût agréable, d'une digestion facile, encore inconnu dans l'Occident, devient, par un usage suffisant, un remède capable de vaincre une affection aussi grave que la *constipation rebelle*, il est du devoir du médecin qui a eu l'occasion d'en faire une fréquente application pendant sa longue pratique dans différentes provinces de l'empire Ottoman, où cette maladie est d'autant plus opiniâtre qu'elle est occasionnée par l'habitude de l'opium, de faire connaître aux médecins, ses collègues, ainsi qu'aux personnes sous l'influence de cette diathèse perturbatrice et dangereuse, tous les avantages que l'on peut retirer d'un tel aliment; soit comme agent thérapeutique, soit comme moyen hygiénique, ce puissant auxiliaire de toute médication bien appropriée.

C'est donc avec plaisir que nous signalons l'heureuse idée que M. Warton de Paris, rue Richelieu, 68, a eue d'importer dans nos contrées l'Ervalenta, et de consigner dans un opuscule toutes les vertus de la fécule de cette plante africaine, avec son meilleur mode d'administration (1). Nous lui en savons d'autant plus de gré, que, grâce à lui, nous avons pu constater par des expériences réitérées : 1° qu'ici, comme en Orient, les résultats obtenus ont été des plus satisfaisants; et 2° qu'indépendamment de la faculté de dominer la

(1) Cet écrit est intitulé : *Exposition d'un Moyen Naturel de vaincre, sans lavements et sans médecines, la Constipation la plus rebelle,* ouvrage que M. Warton délivre non-seulement gratis, mais qu'il adresse franc de port aux médecins ou toute autre personne qui le demande par lettre affranchie.

constipation la plus invétérée, l'Ervalenta, lorsque son usage est assez continué, fait disparaître, pour toujours, les causes occasionnelles de cette affection.

Et, comme dans la plupart des maladies, le désordre des voies digestives en précède la manifestation, et devient souvent même la source de leur élément, il est facile, pour tout médecin éclairé, de prévoir le rôle important que l'Ervalenta est appelée à jouer, administrée avant ou pendant la phase morbifique.

Toujours disposé à seconder toute découverte utile à l'art, et dans l'intérêt de l'humanité, nous nous offrons de donner sur les propriétés de cette plante exotique, dont l'innocuité est certaine, tous les renseignements que l'on pourrait désirer, soit verbalement, soit par écrit.

J. JACQUIN,

Médecin, ancien Chirurgien des Armées et des Hôpitaux militaires,

N° 6, rue d'Amboise, à Paris.

FIN.

Imprimerie de Wittersheim rue Montmorency, 8.

www.ingramcontent.com/pod-product-compliance
Ingram Content Group UK Ltd.
Pitfield, Milton Keynes, MK11 3LW, UK
UKHW032016260826
14628UKWH00006B/2510

9 782019 670788